瑜伽100问

琳子/著

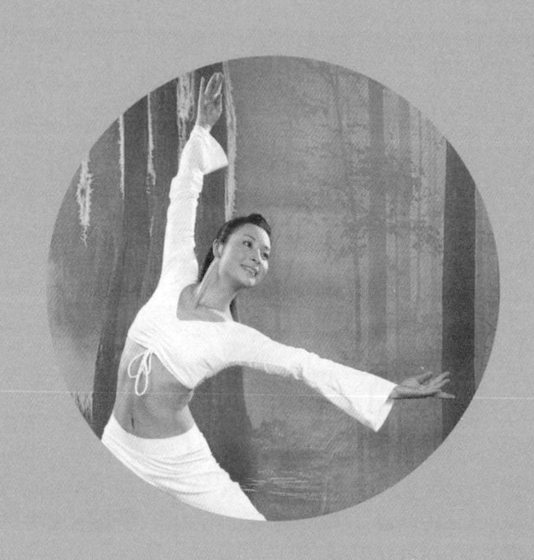

中国铁道出版社有限公司
CHINA RAILWAY PUBLISHING HOUSE CO., LTD.

图书在版编目（CIP）数据

瑜伽 100 问 / 琳子著 . —北京：中国铁道出版社有限公司，2024.5

ISBN 978-7-113-31073-8

Ⅰ. ①瑜…　Ⅱ. ①琳…　Ⅲ. ①瑜伽 - 问题解答　Ⅳ. ① R161.1-44

中国国家版本馆 CIP 数据核字（2024）第 052089 号

书　　名： 瑜伽 100 问

YUJIA 100 WEN

作　　者： 琳　子

责任编辑： 马慧君　　**编辑部电话：**（010）51873005

封面设计： 仙　境

责任校对： 刘　畅

责任印制： 赵星辰

出版发行： 中国铁道出版社有限公司（100054，北京市西城区右安门西街 8 号）

印　　刷： 北京联兴盛业印刷股份有限公司

版　　次： 2024 年 5 月第 1 版　2024 年 5 月第 1 次印刷

开　　本： 880 mm × 1 230 mm　1/32　**印张：** 8.25　**字数：** 170 千

书　　号： ISBN 978-7-113-31073-8

定　　价： 58.00 元

推荐序

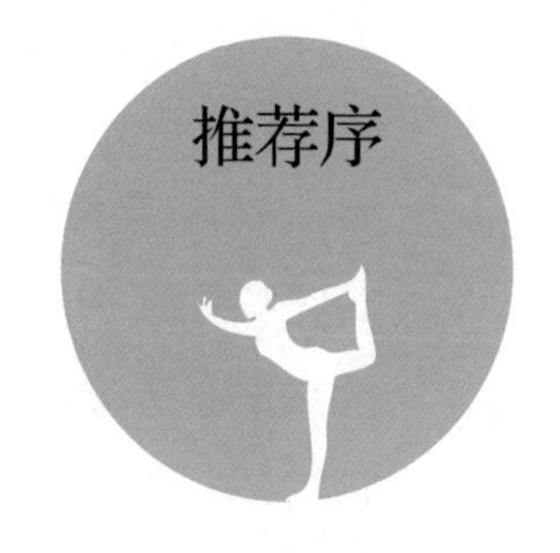

我是一名体育从业者，也是瑜伽爱好者。

我的专业是民族传统体育学，研究方向是中国传统体育文化，包括太极拳等传统武术和八段锦等中医导引术。在我的研究历程中，经常遇见一些学人将瑜伽与太极拳或者导引术进行对比，本着胡适先生“有一分证据只可说一分话，有三分证据，然后可说三分话”的原则，因我对瑜伽不熟悉，少有置喙之处，但心中也埋下了一颗渴望探其究竟的种子。

约十年前机缘巧合，我参加了一个瑜伽教练员培训班，全日制练习了半个月，受益颇多。在掌握了基本锻炼原则和方法以后，大体能够自我练习，在身体力行的基础上，对作为强身健体的运动项目——瑜伽有了更进一步的认识。

承蒙琳子老师信任，嘱托我为她的新书写序，我抱着诚惶诚恐的心情，以学习的态度，浅谈一下个人的粗浅认识，并当作序言。同时，也借这样一个机会，梳理一下近些年来接触瑜伽的所思所悟所感。这些感悟仅代表个人立场，敬请大家批评和指正我的狗尾续貂。

“瑜伽”一词，从东汉开始就已传入中国。现在常说的“瑜伽”，则主要指“瑜伽体式”。以体式形式表现的“瑜伽”，与深具传统智慧的“瑜伽”，虽然同名异形，但内在相通之处颇多。瑜伽的风靡必然深具能够支撑其发展的理论体系，必然涉及瑜伽的发展沿革、知识结构、身心观念、理论基础等。

世人皆知唐僧取经，但少有人知道玄奘法师最初立下宏志、远涉万里以求取的经书，其中之一名曰《瑜伽师地论》。

瑜伽修行简称瑜伽行。瑜伽师是修行瑜伽且能够讲述和传授瑜伽诸般之师。瑜伽师地，指的是瑜伽师修行所要经历的境界。

“yoga”本义为牛车上的一个部件，引申为瑜伽，故“瑜伽”一词源于生产生活，由实践上升为理论，由理论又指导实践，并广而化之，可谓博大精深、源远流长。

追根溯源，瑜伽体式是有根之木、有源活水，隐藏在肢体动作背后的是贤者对生命的把握、对天地的领悟，身心同治在瑜伽成为融体式、呼吸、冥想、饮食等为一体的生活艺术。

学习和研究瑜伽绕不开对生命的认识和理解，把瑜伽放在纵向的各文化发展长河与横向的各文明认知生命的视野中进行实事求是的考察，不夸大、不自恋，才可以更清楚地认识、理解和运用瑜伽。

瑜伽走向世界，必然要脱离一些东西，而专注于如何提升生命的质量。所以，瑜伽不是哲学、不是体育、不是杂技、不是冥想……但瑜伽又包含哲学、艺术、体育、冥想、呼吸……成为涵盖健身、养心、食饮、理疗等诸多领域的一种生活艺术。

瑜伽的生命力在于与时俱进，当代瑜伽在流派、种类、道具、方法等方面不断创新发展，因时而变、顺境而生、因地制宜……与现代社会的健康、减压、成长等主题相融共生。

伴随着瑜伽的兴盛和产业的发展，一些不和谐的现象也时不时冒出水面。所以，琳子老师将多年从事瑜伽教培工作的经验汇总成文，对匡正乱象、纠正偏见是善莫大焉。

琳子老师集20年瑜伽教学经验，以习练者常感困惑的问题为切入点，以问答形式入手来表现和诠释瑜伽，可以说切中时弊。

琳子老师经常和我说起一句话：“瑜伽是个百宝箱，总能找到你所需要的东西。”我深以为然，但前提是有正确的指导，不仅是技术技能方面的指导，更重要的是理念理论上的指导。

明朝大儒王阳明有一个关于“山中花开”的典故。人的身体也如这“山中之花”，明明白白地就在此处，可惜很多人对此是视而不见、听而不闻。身体每日劳累，只在不舒服或者生病时才感受到其存在，是不对的。

练瑜伽，动的是身，练的是心，悟的是道，体的是理。在练习的过程中，感知自己的身体，认识自己的身体，让自己的身体变得历历分明。

怎么才能“明”呢？

山式站立的时候，安安静静站在那里，关闭了“眼、耳、鼻、舌、身、意”的感觉功能，轻轻闭上双眼。知道你站在哪里吗？知道你的周边是什么样子吗？知道你的脸颊是放松还是紧张吗？知道你的嘴角是紧绷还是微笑吗？

从双脚开始，脚底、脚趾、脚背、脚踝、小腿……一直到颈项、脸颊、后脑、眉心、头顶，感觉到身体哪里还在紧张吗？如果发现哪些部位很僵硬、很紧绷，就去觉察这些紧绷僵硬的部位，轻轻地动一动这些部位，让它们放松。

可能是站姿有问题，可能是心里太紧张，也可能紧绷和僵硬已经成为一个习惯，因为你一直都没有关注过自己的身体。

带着一种慈悲的自我关怀和自我了解的态度，轻轻地对自己微笑，让自己放松、再放松，看看是不是轻松一点、柔和一点、自在一点了。

如果感觉到自己的心还有点焦虑、有一点动荡，那就继续深呼吸，轻轻地告诉自己：放下、再放下，放下一切、忘掉一切。

慢慢，让心安静、再安静，无牵无挂、无思无念、无忧无虑，就只是非常简单、非常安详。了了分明地知道自己的此时此刻，对自己充满了慈悲，充满了觉照，没有昏沉，没有散乱，心中一片清明。

作序即有荐书之意，序者首先要为作者负责，琳子老师慧根独具、技理兼修，举一反三、触类旁通，于细微处悟人所未悟、发人所未发，百尺竿头更进一步，凝心聚力而成皇皇大作，颇可一观。

序者更要为读者负责，所谓开卷有益，所谓“读书破万卷，下笔如有神”，都是在讲一个问题：此书值不值得读者去费心费力费钱。我可以肯定地回答：值！

第一是因为此书出自作者的亲身实践和真切感知，字字淌于心底，句句包含真情；第二是此书语言生动、亲切、质朴，讲解可爱、简洁、清楚，可以常摆案头枕边，阅之心生欢喜；第三是此书内容可靠翔实，阐理清晰、步骤清楚，按图索骥，可自我锻炼，可修正错误，可做教学参考。

“苟日新，日日新，又日新”，这是我对待学习的态度，也是我阅读此书的感受。我怀着谦卑的心认真学习本书，也郑重向大家推荐本书，希望每位读者都能如我一般，从此书中汲取营养。

是为序。

牛爱军

2023 年夏于深圳龙岗

（牛爱军，上海体育大学教育学博士、复旦大学历史学博士后，“全国体育事业突出贡献奖”获得者，知名健身养生专家。）

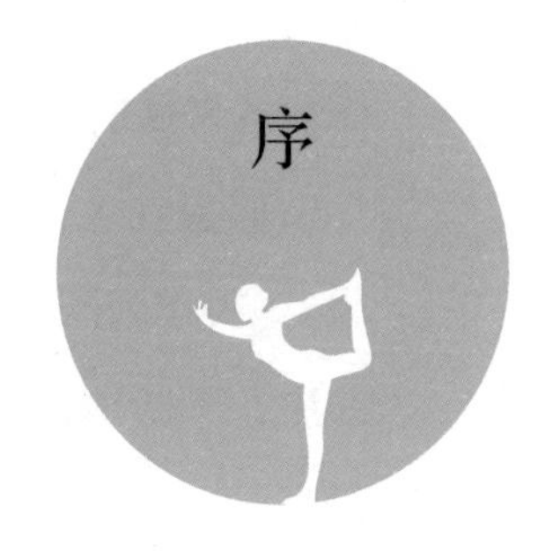

序

瑜伽之路是美丽的，沿途有着目不暇接的迤逦风景，常常令人心旷神怡，在“只此青绿”中流连忘返且乐此不疲。所以说，瑜伽人生是健康人生、浪漫人生、美丽人生。

然而，瑜伽的道路也有坎坷，也有风雨泥泞。选择流派欠佳，习练方法不当，有时也会损伤身心，带来肢体痛苦。

瑜伽是个“舶来品”，现代传入仅有40年时光，正是风姿绰约的不惑之年，经历了短暂的“时间窗”后，便出现了快速发展的趋势。走在深圳、上海、广州等城市的大街上，常常可见瑜伽馆的招牌，各种流派都有，习练瑜伽的人群也在由小众逐步走向大众。据不完全统计，中国习练瑜伽的爱好者已达千万人规模。为了维护瑜伽市场的健康秩序，在政府的指导下，许多城市成立了瑜伽协会。毫无疑问，瑜伽在中国已经成为一个体育文化产业，近年来一直处于方兴未艾、蓬勃生长的态势。

由于瑜伽产业发展太快，或者说本土化的磨合时间还太短，也由于人们对瑜伽知识的学习、认知还有待深入，因此瑜伽在中国快速发展的同时，出现了一些良莠不齐的现象。

韩愈在《师说》开篇即说："师者，所以传道、授业、解惑也。"我作为国内较早从事瑜伽教学的教师，在近20年的教学实践中，不断地发现、收集、梳理瑜伽实践中出现的问题，并加以研究，提出解决的办法，于是，就有了这本《瑜伽100问》。

《瑜伽100问》是我在长期的实践教学中，先后收集3000多名学员的提问而总结出的实用性瑜伽知识和技巧。从爱好者初期了解必要的瑜伽知识，到系统学习技术理论，再到如何成为一名专业的瑜伽老师，逐步加深。

《瑜伽100问》所涉及的问题，原因诸多，有的是缺乏瑜伽必要的理论知识，对瑜伽没有科学的认知；有的是对自己的身体不够了解，缺乏个体评估，选择瑜伽内容和强度不当；有的是教学中指导方法问题，不一而足。所有这些，如果不及时纠正，有效地加以解决，无论是对瑜伽运动事业的发展普及，还是对习练者的身心健康，都会带来负面的影响。

这本书是我多年心血的结晶，旨在向读者传达瑜伽对身心健康的有益之处，并提供实用的指导和练习方法。

在过去的20年里，我见证了瑜伽的快速发展。越来越多的人开始意识到瑜伽不仅是一种体育运动，更是一种综合性的生活方式。它以独特的哲学思维、冥想感悟、身体练习和呼吸控制影响着习练者。

在我多年的教学中，见证了许多习练者通过瑜伽获得了积极的变化。他们在练习中逐渐找到了身体和心灵的平衡，增强了自我意识和内在力量。无论是解决身体问题，如柔韧性不足、在压力下紧张或姿势不良，还是寻求内心平静和灵感，瑜伽都为他们提供了一个可靠的工具和支持。

然而，习练瑜伽并非只带来身体上的益处。它还鼓励习练者探索自我，提高自我意识，并培养内在的平静与坚韧。瑜伽教导习练者如何与呼吸同步，如何通过冥想找到内心的宁静。这种习练不仅有助于缓解日常生活中的压力和焦虑，还帮助习练者建立积极的心态和健康的生活态度。

在本书中，介绍了一系列适合不同水平及需求的习练经验和见解。无论初学者还是有经验的习练者，这本书都能提供灵感和指导。书中也详细说明每个体式的正确姿势、呼吸技巧和注意事项，以确保习练者能够安全地进行练习。当然，必须是在有正规国家承认资质的瑜伽老师的指导下。

此外，书中还将探讨瑜伽哲学的精髓，包括连接、平衡和内心觉察。希望通过这些深入的内容，能够激发读者对瑜伽更深层次实践的兴趣，超越单纯的身体锻炼，迈向个人成长和内在的平衡发展。

最后，感谢所有曾经在我教学生涯中与我一同成长的学员和同事们。他们是我不断进步和深入理解瑜伽的动力。希望这本书能够为更多的人带来启发和帮助，让瑜伽成为健康、快乐和平静生活的重要组成部分。

祝愿每一位读者都能从中获得灵感，在旅程中找到属于自己的瑜伽之道。

在此表达感恩与爱意！

琳　子

2024 年 1 月

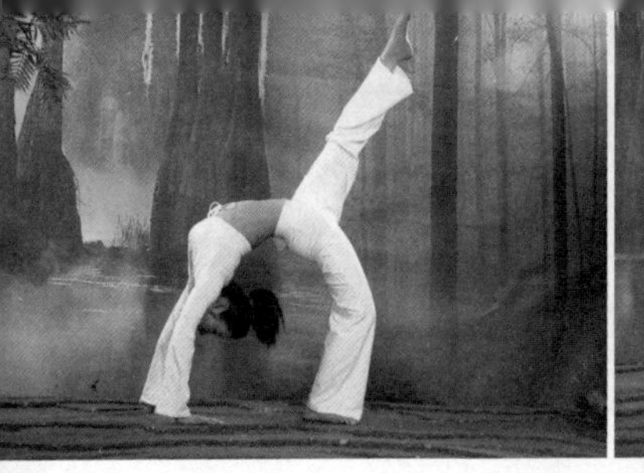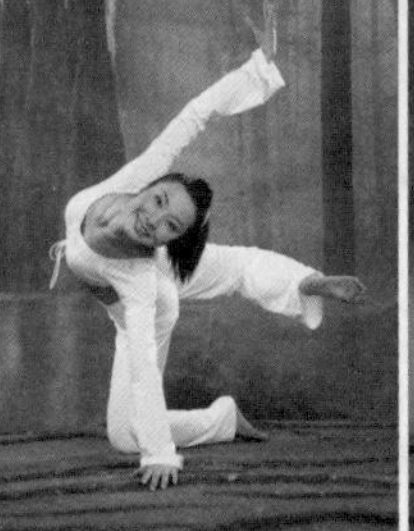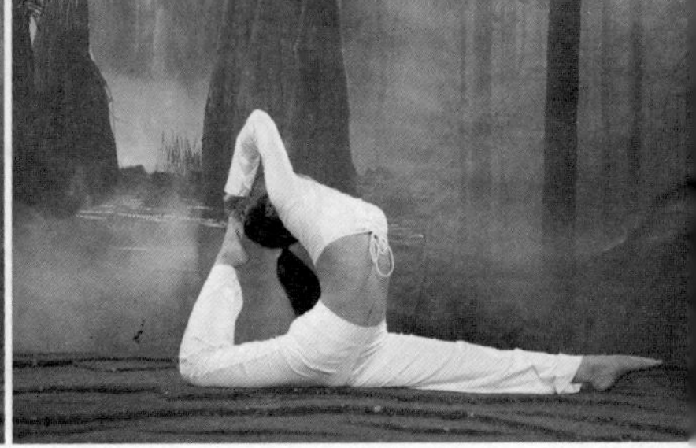

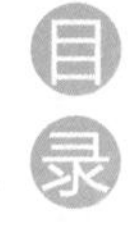

目录

第一辑　瑜伽须知

第二辑　瑜伽练习释疑

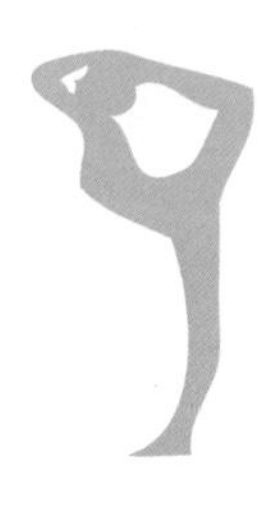

第三辑　瑜伽技术理论

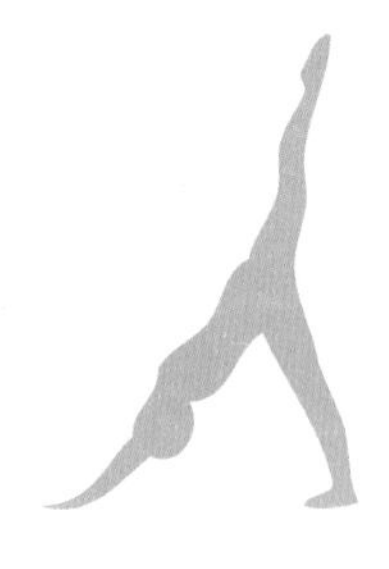

第四辑　职业瑜伽老师素养

第五辑　中国健身瑜伽大众练习课经典编排套路

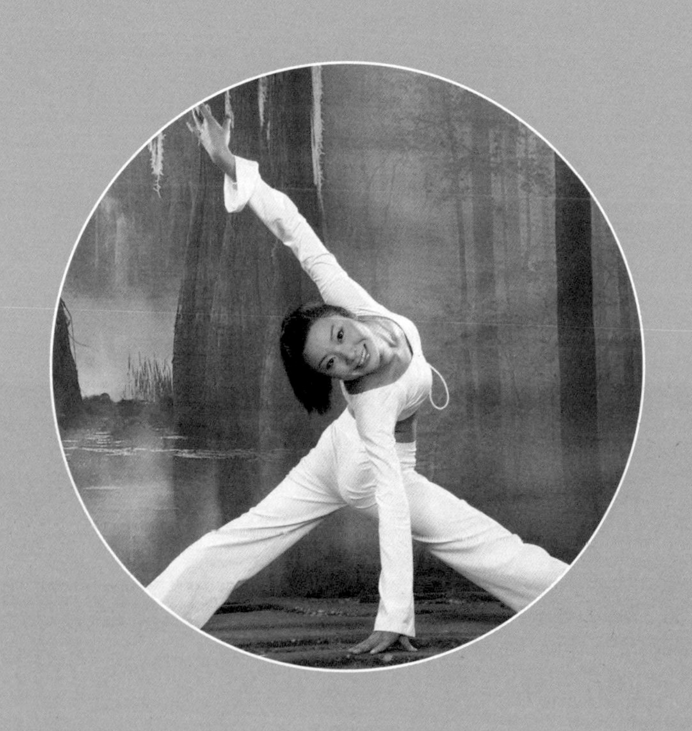

—

第一辑

—

瑜伽须知

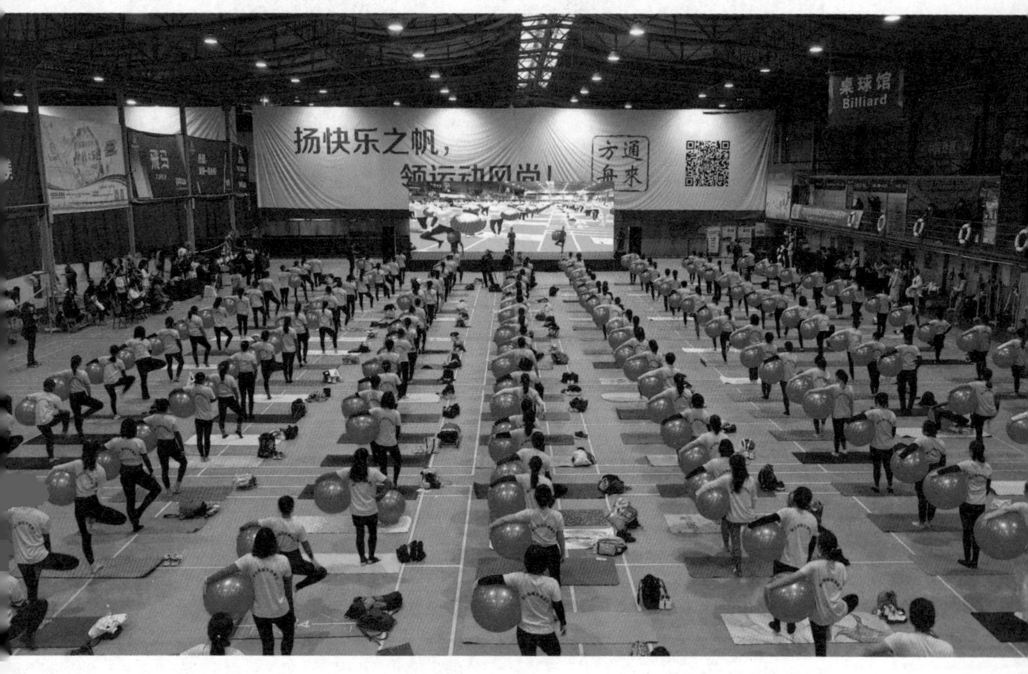

第七届深圳瑜伽节现场（琳子策划举办）

1. 什么是瑜伽?

在这么多年的瑜伽教学和参与深圳市瑜伽协会举办的全市瑜伽老师考证过程中，遇到过很多的问题，其中最典型的莫过“什么是瑜伽”这个问题。一个从业八年、十年的瑜伽教学老师，当被问到“瑜伽是什么”这样一个简单的问题时，却很难回答得出。所以，先来看一下：瑜伽到底是什么?

首先，瑜伽（yoga）的本意——连接、和谐、统一、对应、相应。在这里，问一问：瑜伽是与谁连接?与谁和谐?与谁统一?与谁对应相应?

其实可以把瑜伽分为三个层面：自我的连接、人与人之间的连接、人与宇宙万物之间的连接。当实现小我和宇宙之间的连接时，也就达到了瑜伽的最高状态。

（1）自我的连接

什么是自我的连接?很多人会问，自我怎么连接?和自我有必要连接吗?其实和自我的连接是非常重要的。举一个例子，当对自己不认可的时候，会对自己有很多挑剔，比如觉得自己长得不够漂亮、皮肤不够白皙、长得不够高等，内心有诸多不自信，这就是自我连接出了问题。

（2）人与人的连接

人与人之间连接什么？包括家庭关系、亲子关系、社会关系、同事关系。有的人在这个社会上如鱼得水，大部分的关系都处得非常融洽，但是有一些人会觉得自己好像这样也不顺、那样也不顺。问题究竟出在哪里？其实也就是和他人的连接有些许障碍。

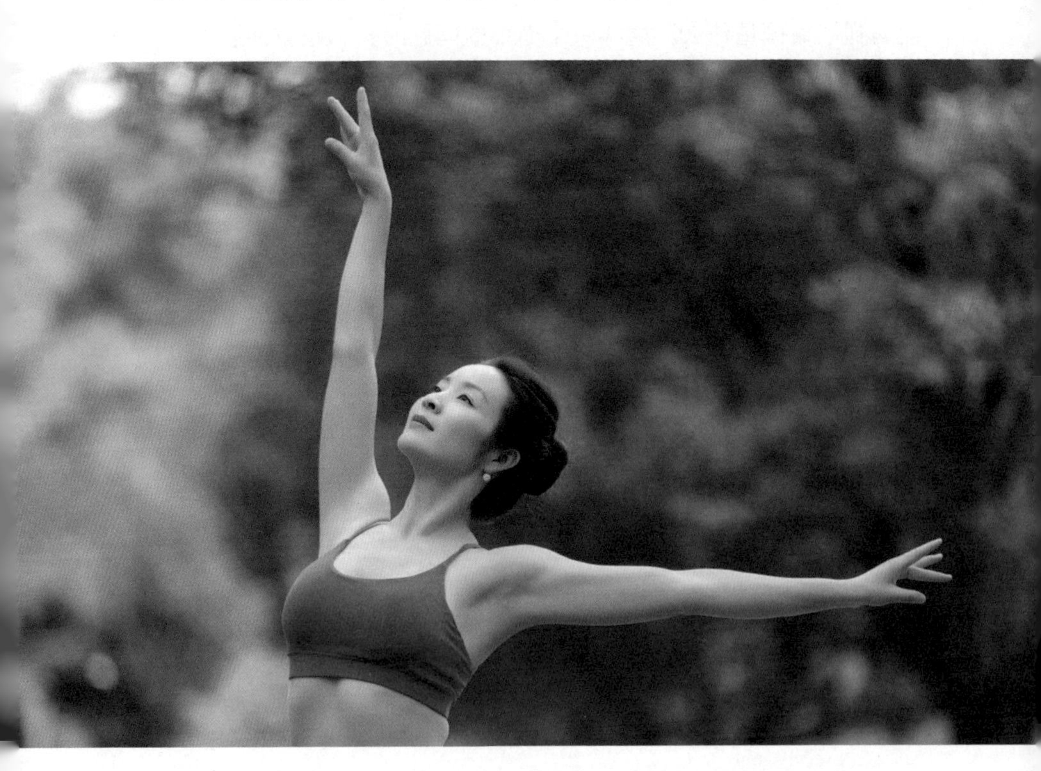

（3）人与宇宙的连接

很多人会问，人和宇宙万物怎么去连接。其实，宇宙万物也包含大自然。比如说，当心情不好的时候，去海边走一走、去公园散散步……当走在海边，当在公园散步时，可能会觉得所有的情绪、所有的烦恼都化为乌有。在这个时候，其实也就是小我融入了自然，融到了宇宙当中。这其实也就是瑜伽的状态。很多人对瑜伽的认知是，瑜伽是高难度的体式，认为身体可以扭成“360度的麻花”才是真正的瑜伽。其实，瑜伽应该是一种生活态度，也是一种人生态度。练习瑜伽体式是为了强身健体，让心灵能够有一个安放的地方，让心灵、精神处于一种平和喜悦的状态。所以，瑜伽不仅是体式，通过习练瑜伽也能让身心获得平静、喜乐、祥和的状态。这才是真正的瑜伽。

2. 瑜伽有怎样的发展脉络？

这个问题其实很多人都会问到，包括尚没有练习瑜伽的人或者说仍在对瑜伽观望的人，以及一些瑜伽老师。解答瑜伽的起源时，需要从瑜伽的整个发展脉络来梳理它。

瑜伽的发展经历六个时期：

第一个时期是原始发展时期，公元前 3000 年到公元前 15 世纪。也就是说，5000 年前就已经有瑜伽存在了。那个时候的瑜伽是以静坐、冥想和苦行的方式出现。

第二个时期是吠陀时期，公元前 15 世纪到公元前 8 世纪。在这个时期，瑜伽才有了一些初步的形态。一部非常经典的著作《吠陀经》中，有一些关于瑜伽的概念。

第三个时期是前经典时期，公元前 8 世纪到公元前 5 世纪。《罗摩衍那》《摩诃婆罗多》等史诗里，有关于瑜伽的一些思想和简单的理论。

第四个发展时期是经典时期，公元前 5 世纪到公元 2 世纪。这是非常重要的一个时期，产生了一部经典的著作——《瑜伽经》。现代瑜伽的很多方面都是从《瑜伽经》中的八支分法修习中而来。也是在这个时期，才有了对瑜伽的系统阐述。

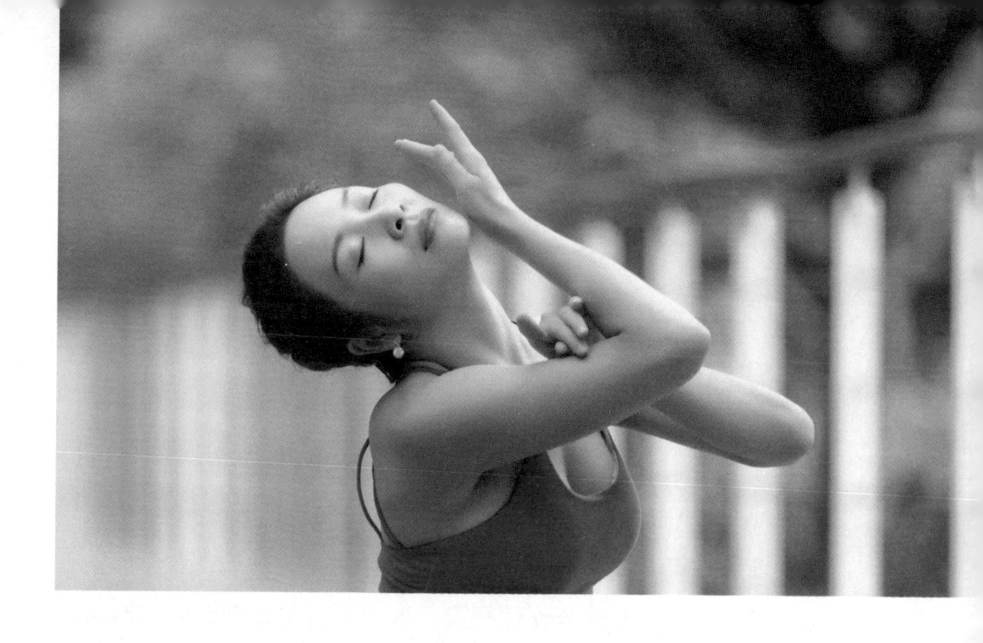

第五个发展时期是后经典时期，公元 2 世纪到公元 19 世纪。这个时期的瑜伽开始发生变化，由原来的重冥想发展为更注重体式，同时出现了哈他瑜伽。这个时期重要的代表人物——斯瓦特玛拉摩，是哈他瑜伽的第一个推广者。

第六个发展时期是近现代时期，从 19 世纪到现在。这个时期开始出现瑜伽多元化发展，也出现了一个非常重要的代表人物——克里希那玛查亚。他有四个弟子：阿斯汤加的创始人帕塔比·乔伊斯、艾扬格瑜伽（也就是辅助瑜伽）的创始人艾扬格、被誉为“第一瑜伽女士”的英德拉·黛维，以及德斯科查（创立维尼瑜伽，把瑜伽功效应用于康复理疗领域）。这些都是最近两百年才出现的，也就是瑜伽的多元化发展时期。

3. 什么是瑜伽八支？

瑜伽八支（the eight-limbs of yoga）也是古代瑜伽哲学的核心要义，提供了一套综合性的指南，帮助人们实现身心的平衡和内在的觉醒。

以下是对瑜伽八支的简要总结：

持戒（yamas）：戒律是道德准则，用于培养道德品质和道德行为，包括不伤害、真实、不偷盗、节制和不贪婪。

精进（niyamas）：规范是个人修行的指导原则，用于培养自律和精神纯洁，包括清洁、满足、修炼、学习和投入。

体位法（asanas）：通过各种姿势来锻炼身体，旨在提高身体的柔韧性、力量和平衡，并准备进入冥想状态。

呼吸控制（pranayama）：通过调整和控制呼吸来扩展和平衡生命能量（普拉纳），呼吸技术可以帮助冷静思维、增加能量和提升意识状态。

制感（pratyahara）：通过从外部感官的刺激中收回注意力，集中精神内观，超越对外界刺激的依赖，培养内在的专注和觉醒。

专注（dharana）：通过集中注意力来培养内心的专注和集中力，可以逐渐超越思维的噪声，进入一个平静而清晰的意识状态。

冥想（dhyana）：一种持续而稳定的冥想状态，其中个体与冥想对象融为一体，在这个状态下，思维活动减少到最低限度，可以体验到内心的平静和无限的存在。

入定（samadhi）：最高级的瑜伽阶段，代表着身心的完全统一和超越，在合一状态下，个体与宇宙意识融为一体，感受内心的喜悦、平静。

八支相互关联，构建了一个综合的修行路径，帮助人们实现内在的平衡、觉醒和自我超越。通过练习八支，可以培养身心的健康、提升意识和实现身心灵的统一。

把瑜伽八支拆分出来的时候，可以发现其涵盖了一个人从出

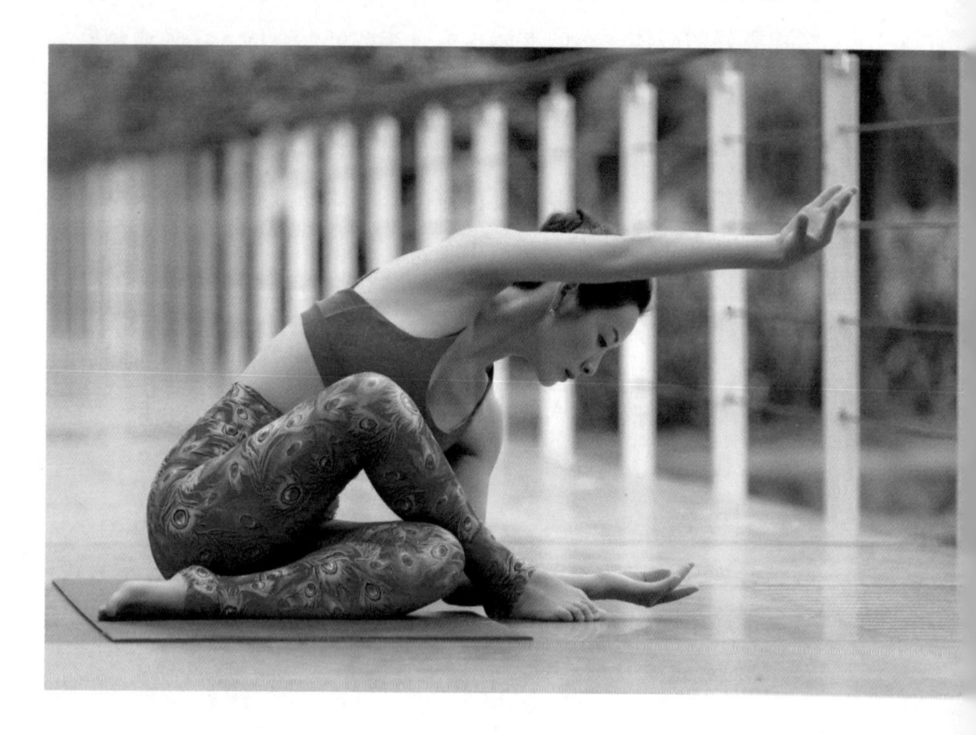

生到生命终止的过程，顺序不可更改。

下面结合生活中的案例帮助理解：

持戒：这是人生中大的道德层面，比如什么事情可以做、什么事情不可以做。从孩子一出生，父母就教育孩子不偷盗、不杀生、非暴力。这些都属于道德层面，也就是持戒。

精进：指不断去学习，提升内在知识，收获更多道理，提升认知和格局。

体位法：指的是体式。很多人都觉得瑜伽就是体式，在这里可以看到八支相当于八个兄弟姐妹，体式只是其中一支而已。那为什么要练习体式呢？练习体式是为了强身健体，能够给心灵和精神更好的载体。有的人体式练得非常好，有的人认为瑜伽就只是那些高难度的体式。所以，必须明白，练习体式是为了强身健体，而不是攀比。

呼吸控制：也就是能量控制，是非常重要的。一个人从出生到生命的终点，处在变化当中，包括人的声音、样貌、思想都在变化，但是有一件事情没有发过变化，那就是呼吸。不管意识到还是没意识到，不管关注还是不关注，呼吸都在不自主地发生。如果一个人能够控制自己的呼吸，就可以改变自己的心情、意境和情绪状态。

这里举两个小例子。比如想发脾气的时候，如果做几个深呼吸，会发现自己没有那么想发脾气了。再比如表演时容易紧张，当做了几个深呼吸后，再走上舞台就会发现好像没那么紧张了。

制感：“感”指的是眼耳鼻舌身意，这些都是感官的一部分。

一些人在现实生活中会被物欲冲昏了头脑，以为“人生最终目的是拥有更多物质”。但是当拥有了更多的物质的时候，他们发现其实这些物质只能够带来短暂的满足，并不能带给内心真正、长久的富足。

专注：在一个领域有所建树或成功的人大多是个非常专注的人。没有一个人今天做这个明天做那个，然后他又能够在一个领域当中特别成功。那专注是指什么呢？专注是指意识持续流向一个物体，这个时间要达到 12 秒。比如一个人坐着描述一只布偶小熊的材质、大小。在不断重复和表达这个物体的过程中，这个人意识是流向小熊的，所以能够把它很好、很完整地描述出来，这个过程就是一个专注的过程。

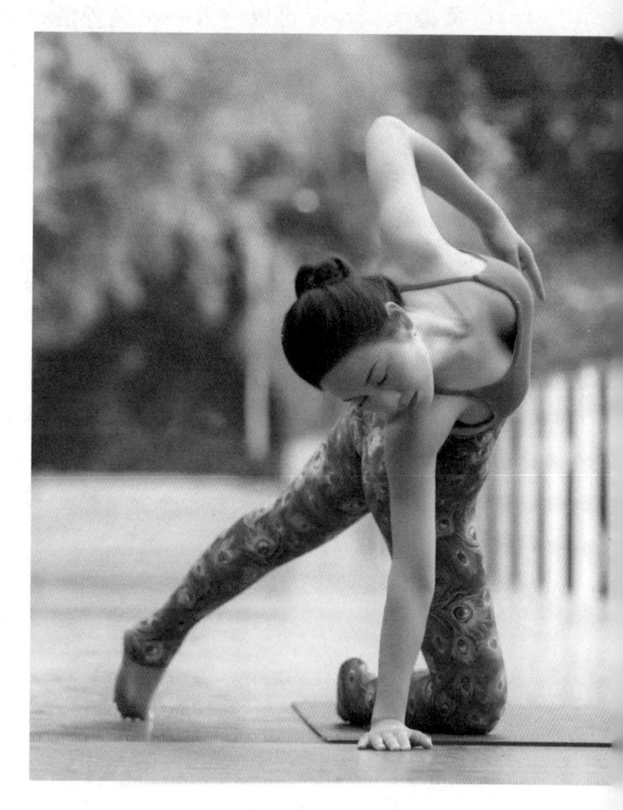

冥想：冥想是一种通过专注和觉察来训练和安抚心灵的实践。它是一种内观的练习，旨在培养对当下的注意力，并促进内心的平静与清晰。目的是通过集中注意力、放松身心和提高自我意识，达到内心深处的宁静和平衡。通过冥想，可以学会观察思维和感受而不被外界所困扰，从而减轻压力、焦虑和烦恼。它也有助于提高专注力、增强自律和培养积极的生活态度、培养内心的平静和觉醒。

入定：是冥想实践中的一个高级阶段，也被称为修行者与自我意识融合的境界。它是瑜伽哲学的一个重要概念，代表着身心的超越和内在的平静。入定是一种深度冥想状态，个体将外界干扰和思维活动产生的干扰减少到最低。在入定状态下，思维停止或极大减少，可以进入一个纯粹的存在状态，与当下融合。在这个状态中，能感受到安宁、爱和智慧。

4. 市面上诸多流派如何选择?

不管是大众习练者还是尚没有习练瑜伽的人，都非常关注这个问题。瑜伽教练们也会说：今天流行这个瑜伽，明天流行那个瑜伽，后天再流行一个瑜伽，等等。

这么多流派该怎么选择？好像总有学不完的新流派。其实这是因为大部分人对瑜伽的框架没有很清晰的认识。瑜伽的八支、瑜伽的体系以及瑜伽的很多流派，只是瑜伽的不同表现形式。它们之间的关系在这里梳理一下。通过这种梳理，习练者在选择学什么样的流派或者学什么样的课程时，会有更清楚的认识。

前面讲过瑜伽八支，而从瑜伽的体系讲，国际上比较认同的是古典六大体系：智瑜伽、业瑜伽、信仰瑜伽、哈他瑜伽、王瑜伽和昆达利尼瑜伽。

这些不同的瑜伽体系究竟是什么关系呢？举个例子：有一个艺术学院里有非常多的系，比如音乐系、舞蹈系、美术系。在舞蹈系里，又分国标舞、芭蕾舞、民族舞、古典舞等一些专业。舞蹈系中的芭蕾舞、古典舞专业等，同属于舞蹈系，只是它们的表现风格、展现方式会有不同。回到瑜伽，与此相似，所有科学的瑜伽都可以叫瑜伽。[illegible]一个体系是经过几百年甚至上千年，在实践中总结而成，是体系化、理论化的，就相当于艺术学院里某一个系，而一个流派则是一个系里细分的专业。用这样的方式去理解瑜伽体系和流派之间的关系会更清楚。

比如说智瑜伽，它的修习方法是通过朗读古老的经典，从而开启智慧来明辨是非。修习智瑜伽的一些人是不练习体式的，而是通过朗读经典进行修习。这个过程就是八支里面的精进。这里的精进是通过不断学习，获得更高的智慧，从而明辨是非。通过这样的一种方式也可以成为开悟的人。

业瑜伽是什么呢？业瑜伽认为人的智、业是相互作用的，同时它极度克制，清心寡欲。在八支里面它跟持戒是比较相符的，

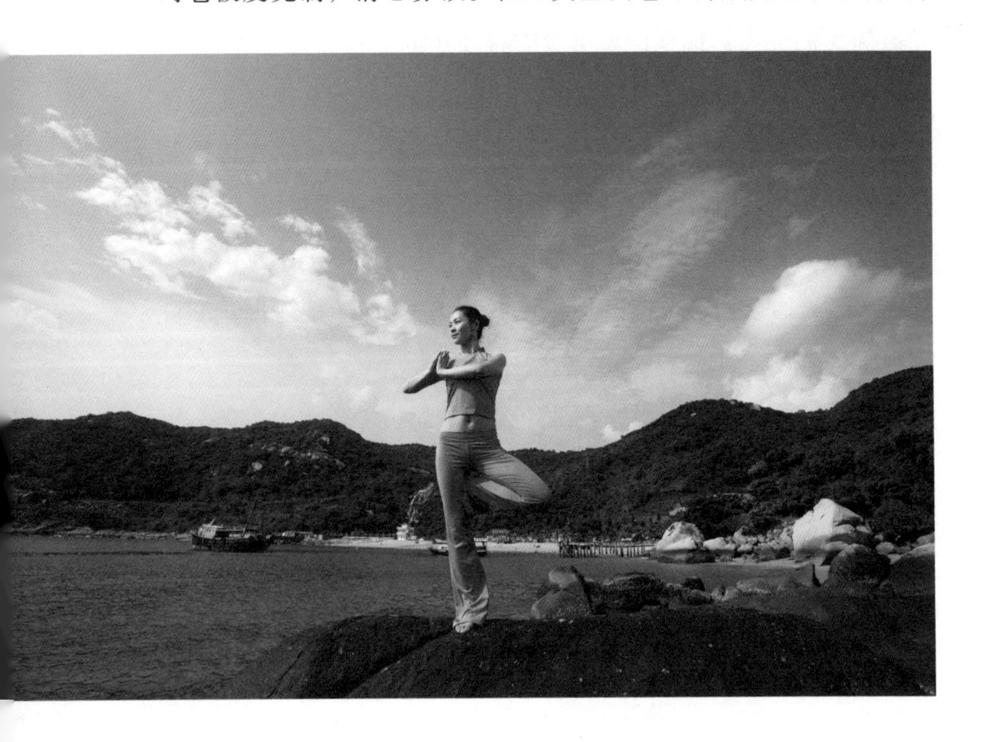

严于律己、克制自己。

信仰瑜伽，遵循的是“以仁爱之心爱人、以虔诚之心敬天神”。这样的一种方式其实侧重了八支里边的持戒、精进、制感。

哈他瑜伽，严格控制体式、呼吸。同时也有冥想的前奏，比如说放松休息术。也就是说在哈他瑜伽里面，比较注重体位法和呼吸控制法的练习，侧重于八支里边的呼吸和控制，而冥想只是它很小的一部分。

如果说哈他瑜伽是瑜伽体式的入门，则王瑜伽侧重的是人的意念，包含调息和意念。在王瑜伽的修习方法上，没有很多的体位法练习，更多的是对气息的控制。所以，王瑜伽修习更侧重八支里面的制感、专注、冥想、入定这样的练习方式。

昆达利尼瑜伽这个体系，除了有哈他瑜伽里面的体式和呼吸外，还通过唱诵、冥想的方式，最终让人的身心得到净化。

在这六大体系中，不同的体系侧重了八支里面不同的支。如果把瑜伽看成一棵大树。这棵树的树根是什么呢？就是文化。这棵树长得是否高大、粗壮，取决于根部的营养能否输送上去。不同的体系就相当于大树的枝干，这些枝干上长出的枝杈就是不同的流派。

很多人说：我是练习阿斯汤加瑜伽的，你是练流瑜伽的，他是练空中瑜伽的，我们练的是不同的“体系”。之所以有这样的认识，是大众对瑜伽还没有一个很完整、系统性的了解，因此讲完了体系，接下来就介绍一些常见的流派。

哈他瑜伽：最为常见和被大众广泛接受的瑜伽流派之一，强调通过体位法和呼吸控制来平衡身体和心灵，并注重提高身体的柔韧性、力量和平衡能力。

阿斯汤加瑜伽：有序、快节奏和流动的体式系列，旨在提升身体的力量、灵活性和耐力。它包括一系列固定的体式，以呼吸与动作的同步为基础。

阴瑜伽：注重缓慢而深入的伸展，强调停留在体式中的时间，以便深层地拉伸和刺激身体的结缔组织。这个流派的目标是增加关节的灵活性和平衡身体的能量。

艾扬格瑜伽：艾扬格是以其精确而细致的体位法和道具的使用而闻名。它注重身体对齐和姿势的精确性，以促进身体的平衡，提升力量和灵活性。

瑜伽冥想：瑜伽冥想旨在唤醒身体内潜藏的能量。通过动态的体式、深呼吸、冥想和唱诵特定的音调和词语，帮助提升意识和觉醒心灵。

流瑜伽：讲究快节奏、流动和有挑战性的瑜伽风格，融合了阿斯汤加瑜伽的元素，强调身体的力量、耐力和灵活性，并通过流动的体式来提升心肺功能。

这些只是瑜伽流派中的一小部分，每个流派都有其独特的要点和侧重点。无论选择哪个流派，习练瑜伽的目的都是通过体位法、呼吸控制和冥想来达到身心健康和内在平衡。选择适合自己的流派，可以根据个人喜好、身体条件和目标来决定。

每一个科学瑜伽流派的存在，就像一棵大树长出一个枝杈，只要长出来就是有生命力、有需求的。但是这个枝杈粗壮与否，取决于根部的营养能否输送到枝杈上。

有人问这么多的流派到底该怎样选择。在这里，做个简单的解释：

哈他瑜伽，“哈”指太阳，“他”指月亮，也就是阴阳平衡的意思。它所有体位法的练习是非常讲究平衡的，也就是练完右侧，就要练左侧，以求平衡。

在阿斯汤加的练习中，它非常注重体式的串联。如果是初学者，在习练阿斯汤加的课程时可能觉得体能有些跟不上。所以，阿斯汤加的这种练习，比较偏向瑜伽当中的阳性层面。

瑜伽的阴阳层面，一般是这么划分的，把肌肉和气血划分至阳性的层面，而骨骼和韧带划分至阴性的层面。快速运动时，比如跳绳、跑步，带动的是肌肉和气血。当保持一个体式较长时间时，拉伸的是结缔组织的韧带。

艾扬格瑜伽会使用一些瑜伽教具，比如瑜伽砖、瑜伽绳、瑜伽凳子。这些教具存在的意义和使用目的是什么呢？是因为每个人的先天条件不一样，这些教具可以帮助到习练者达到身体的正位。艾扬格瑜伽的教学一直讲究精准。这个精准就是身体的正位，因为正位情况下对身体是一种保护。艾扬格瑜伽的练习中，一些课可能不会教很多体式，但是每个体式需要长时间深度保持，并对呼吸关注和控制，这个过程更偏向于瑜伽阴性的层面。阿斯汤加瑜伽和艾扬格瑜伽，其实是前者把哈他瑜伽的阳性层面，后者则把它的阴性层面，各自发挥到了极致。

流瑜伽的特点是，会讲究一些体式的串联，但不像阿斯汤加瑜伽那样整体串联，也不像哈他瑜伽那样体式单个出现。所以，流瑜伽适合有一定基础的人。如果是一个初级习练者，初级的哈他瑜伽比较适合。在练习过一段时间后，可以练习流瑜伽；再经过一段时间，体能各方面都强化起来了，可以选择练习阿斯汤加瑜伽。

总体来说，不同流派的选择，对应不同的瑜伽练习阶段，以及每个人的身体状况和爱好。当然，在选择流派和有关课程时，最好的方法是体验，让身体去实践一下。身体会反馈这个课程适不适合自己，这个老师的风格适不适合自己。

不同的课程都有自己的特色和技巧，限于篇幅，这里只对常用的几个特别课程——球瑜伽、轮瑜伽、空中瑜伽——做简单分析。

首先，球瑜伽和轮瑜伽这两个课程，其实就是在哈他瑜伽的基础体式上加入辅助工具或者道具的使用。所以，如果把它们称为流派，还是有点牵强。

比如说，现在拿一把扇子，可不可以做瑜伽？或者拿一个凳子，可不可以做瑜伽？当然是可以的，只是说在体式当中增加了不同的元素。这个人增加了一把凳子，就可以把这个课程叫“凳子瑜伽”。而那个人增加一张桌子，用这张桌子辅助体式练习，这个过程也构成了一种新的课程。

所以，如果这样去理解，那其实市场上很多的课程并不是说现在又出现了什么新的流派，只是在哈他瑜伽体式的基础上，增加了一些新鲜的元素罢了。不过，这些元素的增加也是非常有必要去发扬的，因为这代表一种创新的能力。根据事物的发展规律，

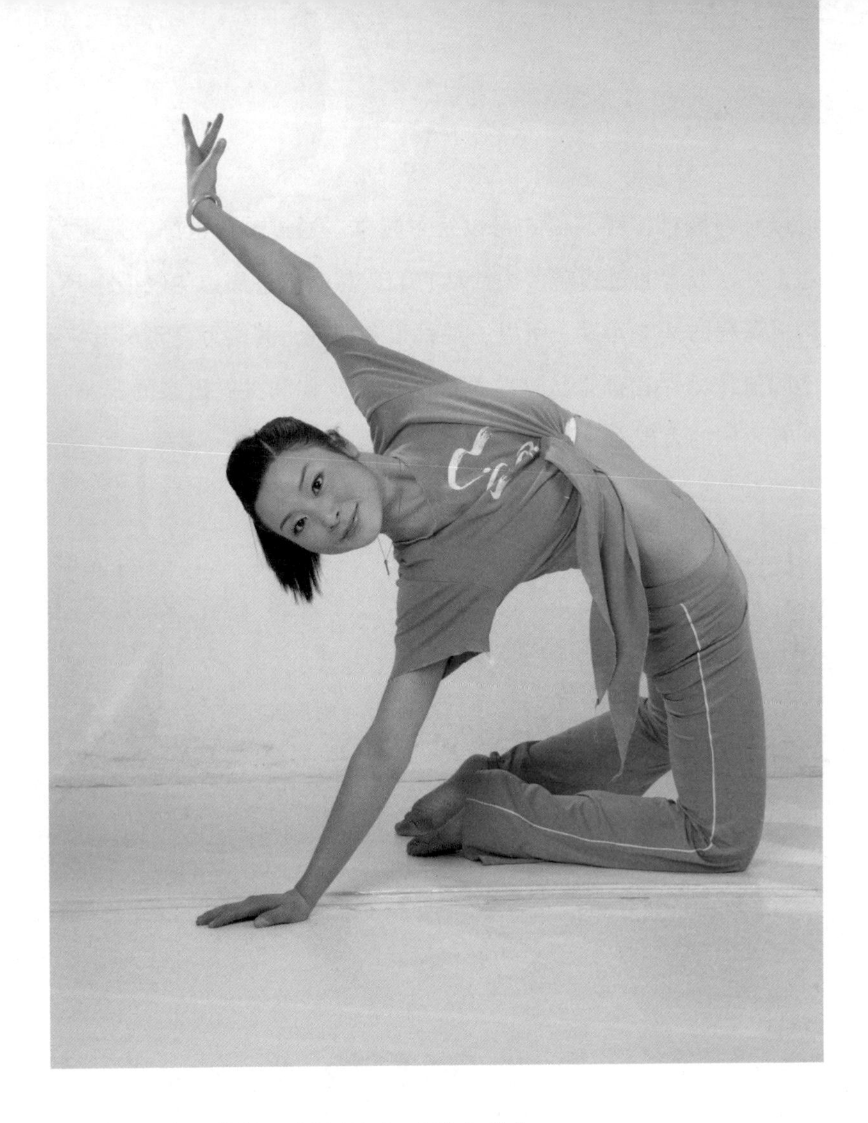

应该有更多新鲜的、创新的东西融入瑜伽。

再来看另一个比较大的板块——理疗瑜伽。它是在方向性以及瑜伽的功效上，做了一个更大的细分。练习瑜伽，有一些好处、功效。针对这些功效，将其细分。比如，现在要完成一节脊椎理疗或者脊椎保养的课程，先会学到人体解剖学、运动学的知识。针对脊椎的结构，进一步了解哪些体式可以练习颈椎，哪些体式可以练习胸椎，哪些体式可以练习腰椎。通过前弯也好，通过后弯也好，或者通过扭转，去活动它们，然后促进周边的气血循环，构成课程的基本元素。所以，观察很多课程，其实万变不离其宗。不同流派的课程都是从这些基础的体式延伸和发展出来的，只是拥有不同的表现形式而已。

5. 什么是瑜伽心态?

一切都要先平衡自己的心，对开悟的人而言，世界的对立面都融合了，成为一个整体，无边无际。对一般人而言，这个世间的一切都是有对立面的。有限的个体，每样东西都受形状、状态、大小、功能等的制约。有对立面，就有各种可能，有圆满就有不圆满，有满足就有不满足。能够看到对立面，做到兼顾两面，就不会失去平衡。

所以，第一，要降低欲望的强度，要警觉欲望的升腾；第二，事先要有失败的心理准备；第三，做好了失败的打算，追求的是有意义的事，不能因为挫败而轻易放弃，要有应变的准备。

要知道，付出努力所收到的结果极可能不是完美的。人都有这样的时候，如乘舟于河流中漂荡，希望漂向大海，但也可能发现进入了一条支流，甚至漂到荒野。“假如真漂到荒野，该怎么办？”要有这样的心理准备，接受这种可能。

然后，一定要记住，即使欲望满足了，也不可能得到绝对的永久满足感。这不是悲观，而是认清现实，认清人类心理的一个现实——“世界上的任何东西都无法真正满足我们的心”。

有一个办法可以获得快乐，且让内心保持平衡。这个办法有两个要点：第一，对于你最欣赏、最具吸引力的东西（吸引力强到你认为没有它连日子都过不下去），不论是什么，一定要记住，不要把脸正对它，略微转偏一些；第二，对于你最讨厌、最不耐烦、打心眼儿里憎恶的东西，不论是什么，试着把脸略微转向它。

“非圣勿执，离悟无欲。”

前四个字是说，什么都不执着。如果没法做到一切都不执着，那就去执着奉行大道吧。后四个字，什么欲望都不生，生了欲望就放下。如果做不到，就引导它成为开悟解脱、心灵解放的欲望吧。

人既然离不开欲望，那就干脆找一个“终极欲望”，其他的欲望就显得微不足道了。你有这种气魄吗？可以拥抱大海，为什么只要一片波浪？可以沐浴阳光，为什么只想抓住一束光？你要面对的，不是外面的世界，而是内在的世界，它就是自己。如此外面的世界也从属于你了，因为你不依靠它，而是靠自己。这就是瑜伽心态。

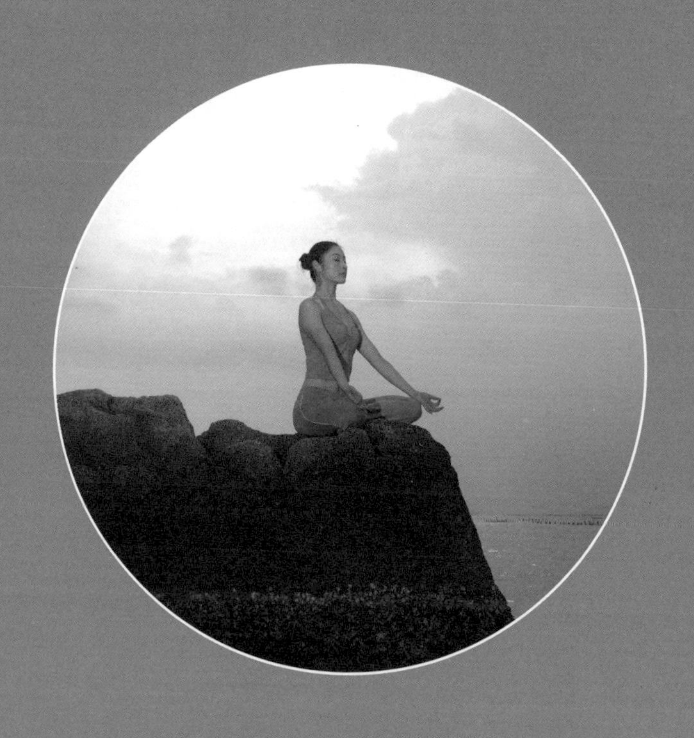

—

第二辑

—

瑜伽练习释疑

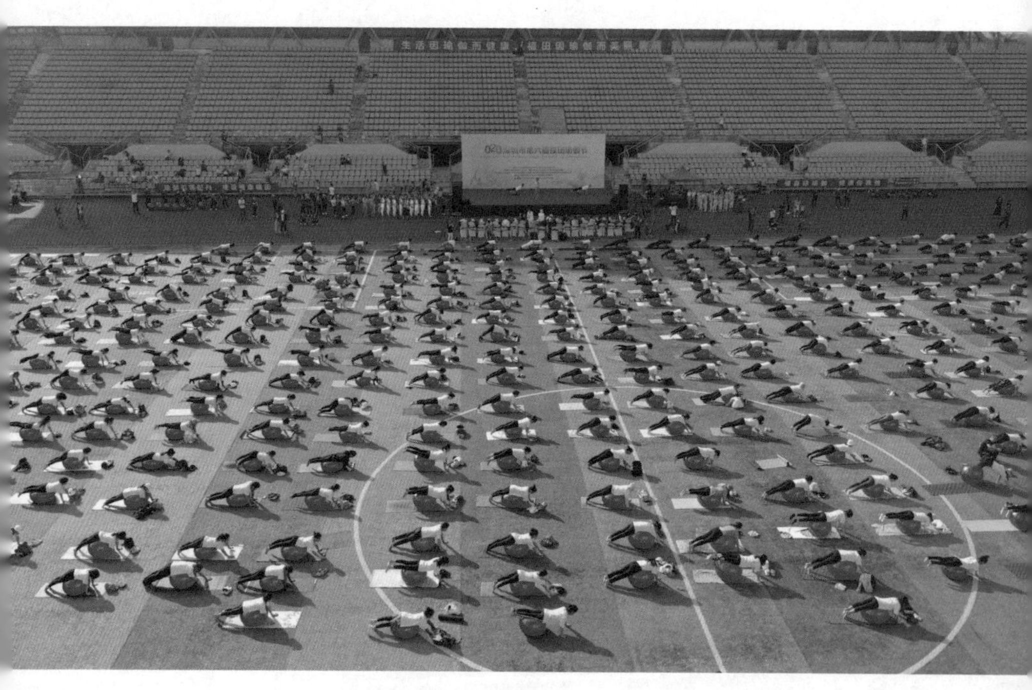

第六届深圳瑜伽节现场（琳子策划举办）

6. 练习瑜伽有年龄限制吗？

瑜伽的练习男女老少都适合。所以，有亲子瑜伽和老人瑜伽，有男士的力量瑜伽，有双人瑜伽。瑜伽是多元化的，应该说适合于不同年龄阶段，只要在课程和强度上有所选择就可以了。

以下是一些不同年龄段练习瑜伽的注意事项：

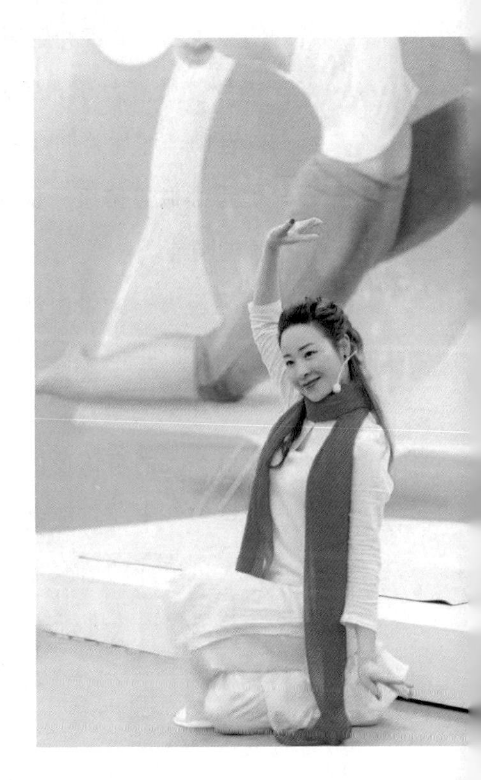

儿童和青少年： 瑜伽对儿童和青少年的身心发展有益。然而，在开始练习之前，要有专门指导儿童瑜伽的国家承认正规资质的教练。儿童瑜伽通常注重游戏性和趣味性，以帮助他们发展灵活性、协调性和注意力。

成年人： 成年人在练习瑜伽时，应注意自己的身体状况和健康状况，选择适合自己能力和需求的瑜伽体式，并根据情况适当调整。有任何问题或特殊需求，最好先咨询医生或正规瑜伽老师的意见。

老年人：瑜伽对老年人来说也是一种很好的运动选择，可以提高柔韧性、平衡和姿势控制能力。然而，老年人在练习时需要注意身体的稳定性和舒适度。建议选择适合老年人的瑜伽体式，避免过度用力或过度拉伸。

无论是哪个年龄段的人群，都应该以适度和舒适为原则进行瑜伽练习。练习瑜伽时出汗是正常的生理现象，而且对身体有益。以下是一些原因和好处：

排毒：通过出汗，身体可以排除多余的废物。

清洁皮肤：汗水可以帮助清洁毛孔，去除皮肤上的污垢和杂质，使皮肤更加清爽和健康。

热身效果：大汗淋漓表明身体在瑜伽练习中得到了良好的热身，这有助于增加柔韧性、灵活性和运动范围。

促进心血管健康：稳定心率和促进血液循环，从而增强心血管系统的功能。

减轻压力：大量出汗可以帮助释放紧张和焦虑情绪，能感觉到更加放松和平静。

需要注意的是，练习瑜伽时大汗淋漓并不意味着每次都必须如此。每个人的身体反应不同，有些人容易出汗，而另一些人则没有那么多汗水。重要的是注意身体信号，保持适度练习和舒适感。在大量出汗的情况下，确保补充足够的水分以保持身体的水平衡，并根据需要进行适当的休息和恢复。

7. 瑜伽和普拉提的区别是什么？

瑜伽和普拉提是两种不同的运动形式，它们区别如下：

起源和历史：瑜伽起源于古印度，距今已有数千年的历史。它是一种综合性的身心修炼系统，包括体式、呼吸控制、冥想和道德准则等。普拉提起源于20世纪初的德国，由约瑟夫·普拉提

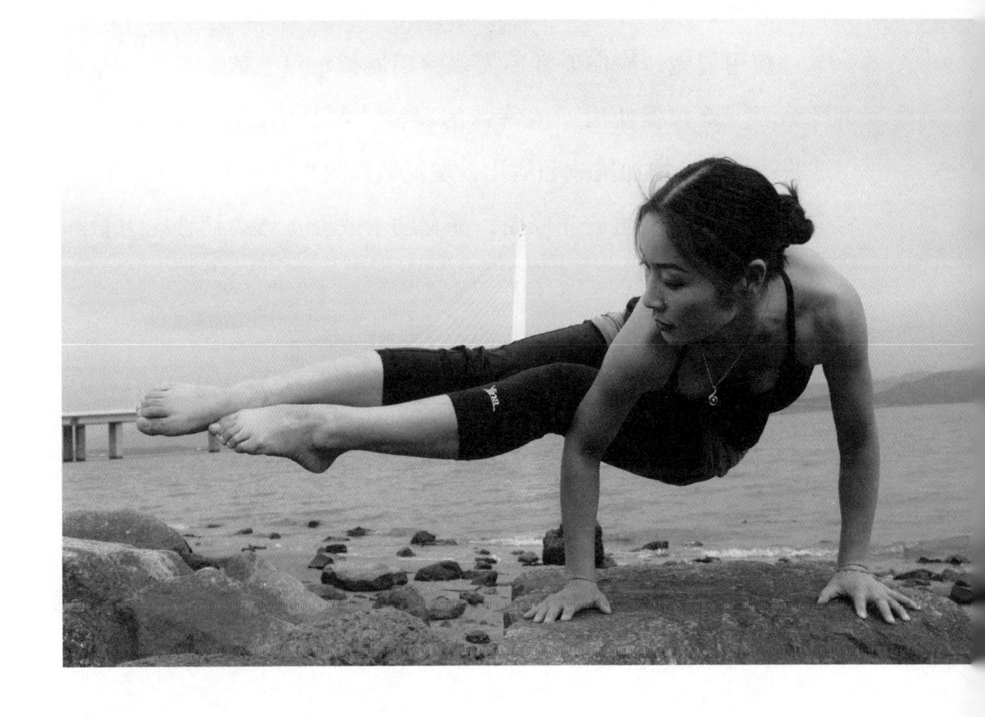

创立，以身体训练和核心肌群锻炼为重点。

强调焦点：瑜伽注重身心的整合和平衡，强调通过体式、呼吸和冥想来达到身心的和谐与平静。普拉提注重姿势的正确性和身体的核心力量，强调稳定性、控制性和流畅性。

动作方式：瑜伽的体式通常较为柔和、缓慢，需要保持姿势一段时间，并注重呼吸的流动。普拉提的动作较为快节奏，注重动作的控制和精确性，融合了力量、柔韧性和协调性。

主要目标：瑜伽的主要目标是习练者的身心健康、内外平衡，提高柔韧性和力量，以及探索自我意识和潜能。普拉提的主要目标是通过对核心肌群的训练来增强身体的稳定性、姿势的正确性和运动的效果。

使用器械：瑜伽通常不需要使用器械，只需依靠身体自重进行练习。普拉提使用一些特殊的器械，如普拉提环、普拉提球，这些器械可以增加挑战和变化，加强锻炼效果。

无论是瑜伽还是普拉提，都有助于改善身体柔韧性、力量和姿势控制能力。

8. 瑜伽与其他竞技体育运动有什么区别?

瑜伽和其他体育运动在许多方面存在不同，以下是一些常见的区别：

精神层面：瑜伽强调身心的整合，不仅关注身体的健康，也注重情绪、思维和心灵的平衡。瑜伽通过冥想、呼吸练习和正念等方法，帮助提升内心的平静和意识。

身体锻炼方式：竞技体育运动通常侧重身体的力量、耐力和速度等方面的训练，如跑步、游泳、篮球等。而瑜伽则注重身体的柔韧性、平衡、姿势和核心力量的培养。

目标和竞争性：竞技体育运动往往有明确的目标和竞争性，例如比赛和击败对手。而瑜伽更注重个体的自我发展和提升，强调与自己的联系和进步，不追求外部的胜负。

强度和风险：竞技体育运动的训练强度较高，涉及更大的体力和运动技巧要求，可能对身体产生更大的压力和风险。相比之下，大众的瑜伽练习一般较为温和，注重身体的舒适度和自我调节。

教学方式：竞技体育运动通常在团队或教练的指导下进行，强调技巧、战术和合作。而瑜伽可以个人练习，也可以参加团体课程或专业教练的指导下进行。

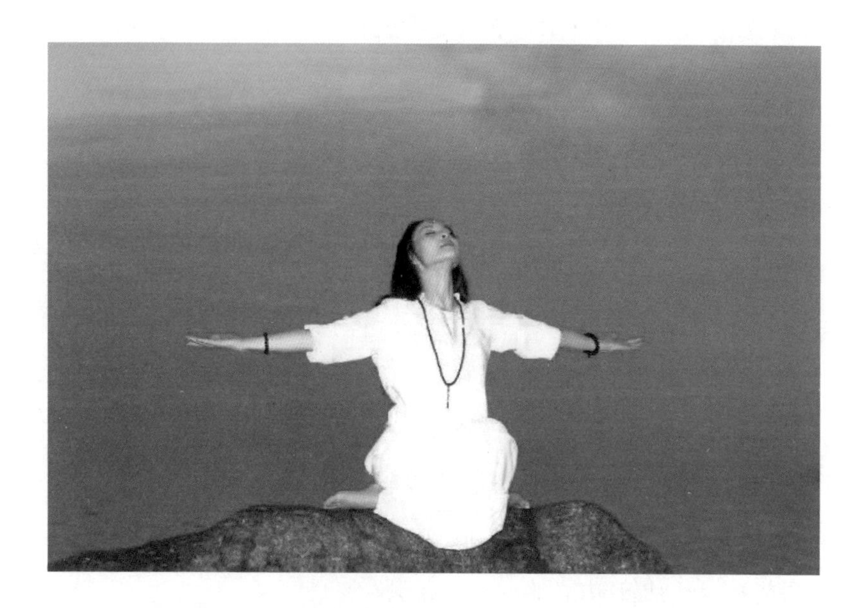

需要注意的是，瑜伽某些流派可能更强调身体健康和锻炼。此外，有些体育运动项目也融入瑜伽元素，例如瑜伽拉伸和呼吸方法的应用。

总体来说，瑜伽与其他竞技体育运动在目标、方法和理念上存在一定差异，但它们都对身体健康和心理平衡有积极的影响，可以根据个人的需求和兴趣选择适合自己的方式进行锻炼。

9. 如何选择适合自己的流派练习?

选择适合的瑜伽流派，需要考虑自身的健康状况、体能水平、兴趣和目标。以下是一些建议，帮助习练者选择适合自己的瑜伽流派：

了解不同的瑜伽流派：瑜伽有很多不同的流派，如哈他瑜伽、流瑜伽、阿斯汤加瑜伽等。每个流派都有其特点和风格。了解不同的流派，包括其哲学、练习方式和目标，可以帮助习练者更好地理解自己的需求。

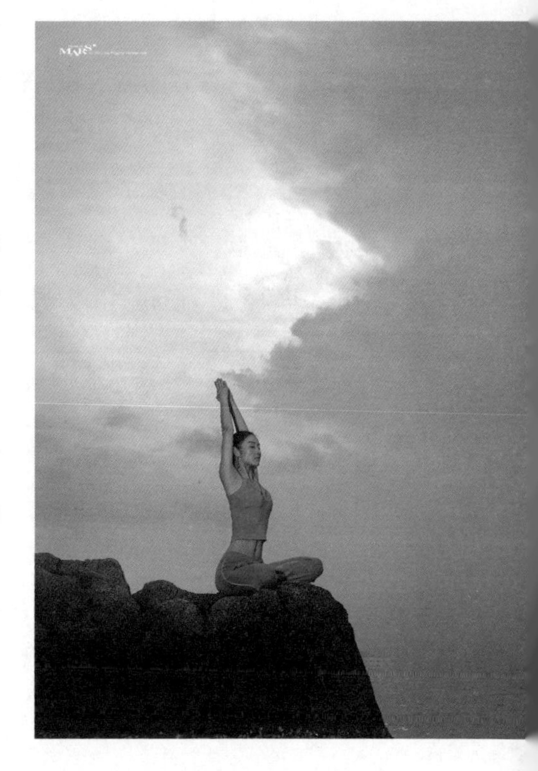

考虑身体状况和体能水平：不同的瑜伽流派对身体的要求和对练习强度的要求不同。如果是初学者或身体柔韧性较差，可以选择一些温和的流派，如哈他瑜伽。如果具有较高的体能水平，并且喜欢有挑战性的练习，可以考虑选择流瑜伽或阿斯汤加瑜伽。

确定目标：每个人瑜伽练习的目标可能不同。有些人希望通过瑜伽来放松和减压，而另一些人可能更关注体形的塑造和身体的健康。了解自己的目标可以帮助选择适合的流派。例如，如果想增强身体力量和灵活性，可以选择流瑜伽或阿斯汤加瑜伽。

尝试不同的流派：最好的方法是尝试不同的流派并亲身体验。参加不同流派的瑜伽班或工作坊，向有正规资质的瑜伽老师请教和寻求建议。通过实践和体验，可以更好地了解每个流派对身心的影响，并找到最适合自己的流派。

深入了解教练：寻找经验丰富、有国家资质认证的教练。他们可以根据习练者的需求和目标提供指导和建议，并帮助习练者选择适合的流派和练习方式。

切记，科学瑜伽的练习是个人化的路径，没有绝对正确或错误的选择。最重要的是选择一种让自己感到舒适、享受和有益的瑜伽练习方式，并将其作为持续的日常实践。

10. 如何选择适合自己的瑜伽老师？

合格的瑜伽老师不仅是美和时尚的代言者、传播者，同时也应该成为一个引导者。一名优秀的瑜伽老师，首先在品德和言行上应该有很高的要求。

选择适合自己的瑜伽老师非常重要，因为老师将在习练者的瑜伽练习中起到关键的指导和启发作用。

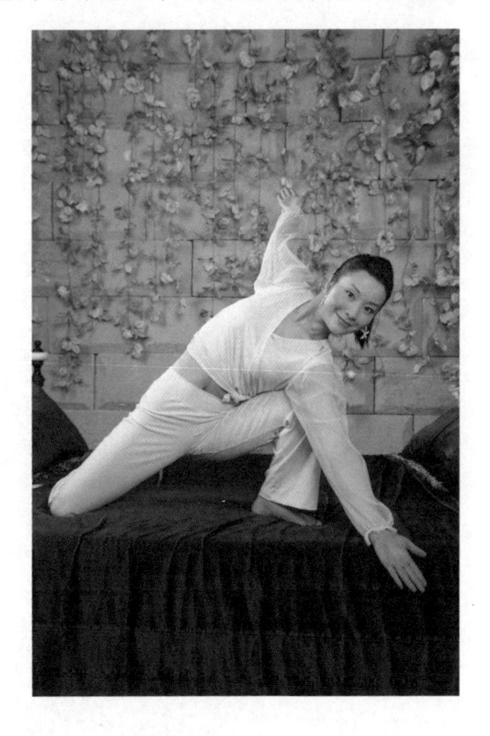

以下是一些选择适合自己的瑜伽老师的建议：

考虑教学经验和资质：寻找有丰富教学经验和专业资质的瑜伽老师。他们具有通过国家承认的培训和认证获得的相关瑜伽教育背景，具备全面的知识和技能来指导学员。

了解教学风格和理念：每个瑜伽老师都有自己独

特的教学风格和理念。了解老师的教学方法、重点和目标，看看是否与自己的需求和偏好相匹配。例如，如果喜欢强调身体对位和姿势的精确性，那么一个注重对位的老师可能更适合。

观察老师的教学态度和沟通方式：观察老师的教学态度和沟通方式，看看他们是否友善、耐心，能否支持和激励学员。一个好的瑜伽老师应该能够与学员建立积极的互动和沟通，并提供个性化的指导和调整。

尝试不同的老师的课程：最好的方法是尝试不同的瑜伽老师的课程，亲身体验他们的教学风格和指导方式。参加老师的课程或工作坊，看看他们能否与你产生共鸣，并在你的瑜伽练习中提供有效的支持和引导。

听取他人的建议和意见：向他人寻求关于瑜伽老师的建议和意见，特别是那些有经验的瑜伽学员。他们可能分享自己的经历和观点，帮助你做出更明智的选择。

最重要的是找到一位真正激发和启发你的瑜伽老师，一个能够理解和满足你的需求并帮助你在瑜伽练习中不断成长和进步的导师。记住，选择合适的瑜伽老师是个人化的决策过程，需要根据自己的需求、目标和感受来进行。

11. 瑜伽可以减肥吗?

瑜伽可以作为一种辅助减肥的方法，但并不是直接的减肥工具。以下是关于瑜伽在减肥过程中可能起到的积极作用：

增加代谢率： 某些动态的瑜伽练习可以提高心率、增加代谢率，并帮助燃烧卡路里。这有助于减少体脂和促进瘦身。

塑造身体： 瑜伽的一些流派和姿势可以帮助塑造身体线条，特别是加强核心肌群和增加肌肉力量。这有助于提升整体的身体

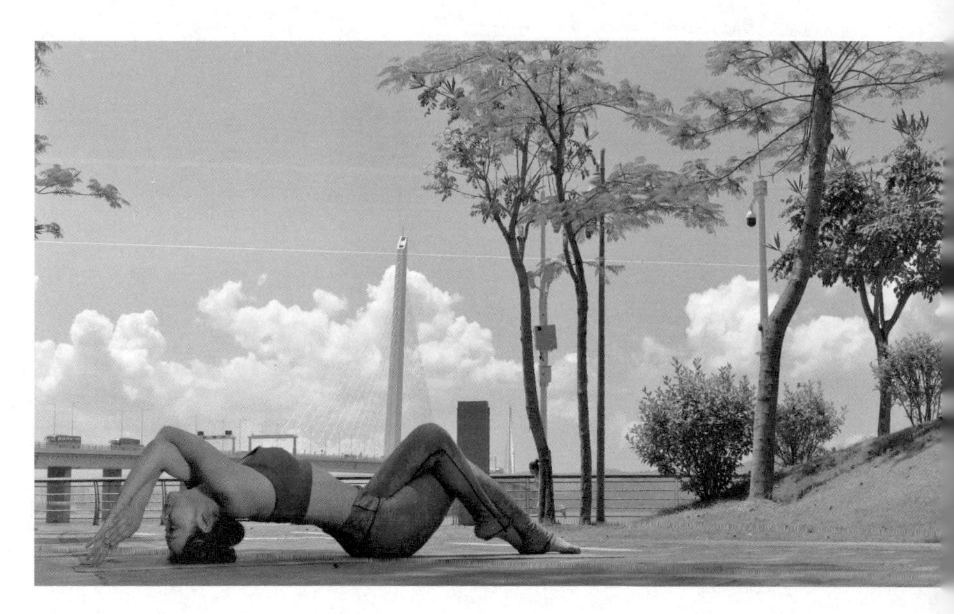

形态和紧致程度。

控制饮食欲望：瑜伽通过调整呼吸和冥想来帮助控制情绪饮食和暴饮暴食的倾向。它可以增强自我意识和情绪管理能力，减少因情绪而导致的暴饮暴食。

促进消化系统：一些瑜伽姿势可以刺激消化系统，改善胃肠功能，有助于促进消化和吸收营养，减少腹胀和消化不良。

促进全身平衡：瑜伽练习涉及身体各个方面，包括肌肉、骨骼、关节、神经和内分泌系统等。通过整体平衡和调整，瑜伽可以提高身体的整体健康状态，从而有助于更好地管理体重。

需要注意的是，瑜伽并非一种高强度的有氧运动，它的减肥效果相对较缓慢。如果希望通过瑜伽来减肥，还需要结合适当的饮食控制和其他形式的有氧运动，以达到更好的效果。

12. 瑜伽可以美容吗?

瑜伽可以对美容产生积极的影响，尤其是在维持健康的身体和放松心态方面，但瑜伽本身并不能直接改变外貌。以下几点说明了瑜伽如何在此方面发挥作用：

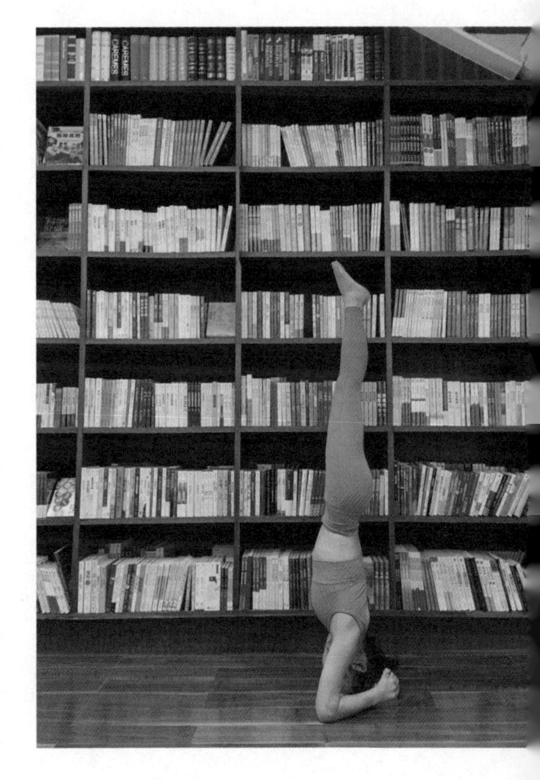

增强循环系统：瑜伽练习中的体位法和呼吸控制有助于促进血液循环，并提供氧气和营养物质，从而改善肤色和肤质。

缓解压力：瑜伽的冥想和深度呼吸练习可以帮助减轻压力和焦虑，保持心理健康。长期压力会导致肌肤问题和加速衰老，因此通过瑜伽来放松身心，有助于保持健康的肤色和年轻的外表。

刺激免疫系统：瑜伽练习可以减轻一些不适，提升免疫系统的功能。这有助于保持皮肤健康，减少因外部环境引起的不良反应。

改善消化系统：瑜伽的某些体位法可以促进消化，改善代谢能力。一个健康的消化系统对于皮肤的健康至关重要。

虽然瑜伽在美容方面具有一定的好处，但需要明确的是，它不是“万能的美容解决方案”。美容还需要结合健康的生活方式、均衡的饮食和良好的护肤习惯。瑜伽作为一种综合的身心锻炼形式，可以为整体的美容和健康带来积极的影响。

13. 练习瑜伽能长高吗?

瑜伽本身并不能直接使人长高。身高主要由遗传因素和环境因素决定，而且在青春期之后，骨骼的生长速度会逐渐放缓，很难再通过运动或其他方法增加身高。

然而，瑜伽可以帮助改善身体的姿势和姿态，使人看起来更挺拔。以下是一些瑜伽练习对改善姿势和姿态有益的方面：

增强核心肌群：瑜伽中的核心稳定性练习可以帮助增强腹部、背部和骨盆周围的肌肉，提升身体的稳定性和支撑能力，从而改善站立和行走的姿势。

伸展脊柱：瑜伽中的各种伸展体式可以帮助拉伸和舒展脊柱，减轻背部的压力和紧张感，使身体更加挺拔。

改善姿势：瑜伽注重身体的对齐和姿势调整，通过练习正确的站姿、坐姿和行走姿势，可以培养良好的身体姿态习惯。

增强柔韧性：瑜伽练习中的伸展和扭转动作可以帮助增加关节的灵活性和活动范围，使身体更加舒展自如。

虽然瑜伽不能直接影响身高，但它可以通过改善姿势、提升体态和增强身体的柔韧性，让身体看起来更加挺拔和自信。

14. 瑜伽能治病吗?

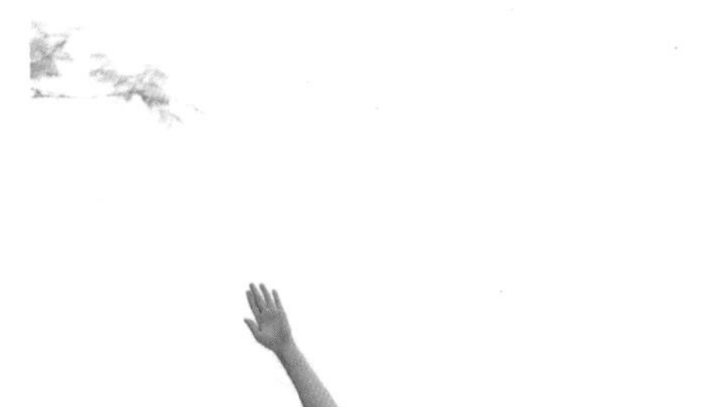

瑜伽被认为是一种综合性的身心健康实践，可以有许多潜在的益处。瑜伽不能直接治愈疾病，但在科学正确的指导下，它可以作为一种辅助疗法，帮助改善身体和心理健康，增强免疫力和抵抗力。以下是瑜伽可能对健康产生积极影响的几个方面：

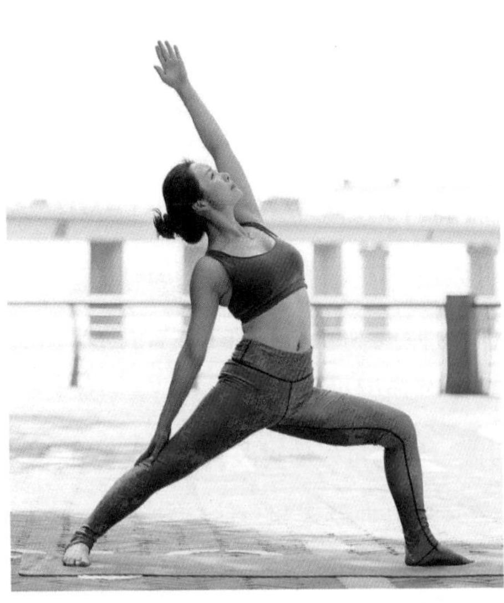

身体健康：瑜伽练习可以增加身体柔韧性、力量和平衡，并促进身体内部器官的健康。它还可以改善循环系统、呼吸系统和消化系统的功能，有助于保持身体的稳定和活力。

精神健康：瑜伽通过调整呼吸、放松和冥想来帮助缓解压力、焦虑等问题。它可以提高情绪管理能力，增加自我意识和身心平衡，给习练者带来内在宁静和幸福感。

增强免疫力：瑜伽练习可以刺激功能系统，促进体内废物排出，增强免疫力。通过调整身体和呼吸，瑜伽还可以帮助平衡神经系统。

疼痛管理：一些研究表明，瑜伽可以缓解慢性疼痛，如腰背痛、关节炎和偏头痛等。瑜伽通过增加柔韧性、放松紧张的肌肉和提升身体意识，可以减轻疼痛感，进而改善生活质量。

需要指出的是，瑜伽作为辅助疗法必须与医生或专业医疗团队的建议结合，并在其指导下进行。每个人的情况不同，在练习瑜伽之前，最好咨询医生和正规瑜伽老师的意见，选择适合自己的练习方式和姿势。

15. 瑜伽的理疗原则是什么?

瑜伽理疗是一种综合性的康复方法，旨在通过瑜伽姿势（体式）、呼吸控制、冥想和其他瑜伽技术来促进身体和心灵的健康。以下是瑜伽的几个重要理疗原则：

整体性：瑜伽理疗是一个综合性的康复方法，它不仅关注身体层面的康复，也注重心理和精神层面的健康。通过练习瑜伽，可以平衡身体、情绪和思维，实现整体的康复与健康。

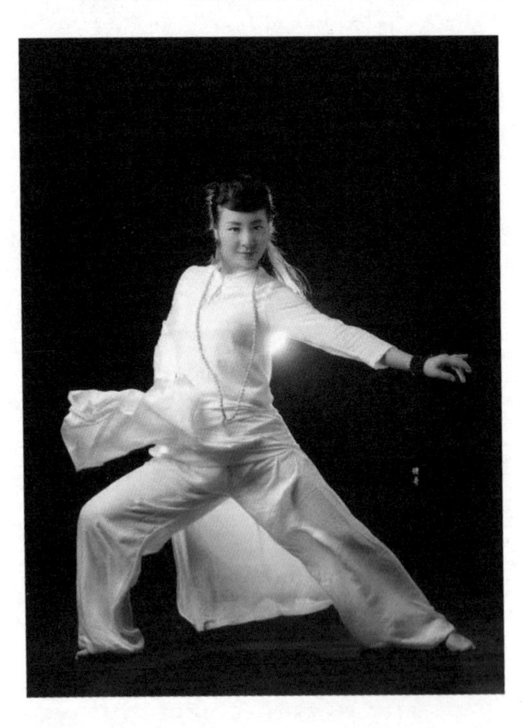

个体化：瑜伽理疗强调个体化的方案。每个人的身体状况和需求是不同的，瑜伽理疗师会根据个体的特点和目标制订适合个人的瑜伽练习计划。

这样可以确保与个体的特定需求相匹配。

基于对位和对称：瑜伽理疗强调正确的对位和对称性。通过正确的对位，可以调整身体结构，改善身体的姿势和运动的效率，减少不必要的压力和损伤，对称性则有助于平衡身体的力量和柔韧性。

呼吸控制：呼吸是瑜伽理疗中的重要组成部分。通过深入、缓慢和有意识的呼吸，可以调节神经系统的功能，平衡身心和情绪。呼吸控制还可以帮助放松肌肉、增加氧气供应和改善能量流动。

冥想和正念：冥想和正念是瑜伽理疗的重要元素。通过冥想和正念实践，可以提高对身体感受的觉察度，减轻压力和焦虑，培养内在的平静和集中力，从而促进身心的健康与平衡。

总之，瑜伽的理疗原则强调整体性、个体化、对位和对称、呼吸控制以及冥想和正念。通过这些原则的应用，瑜伽理疗可以对健康起到一定的帮助，提升生活质量，促进身心的健康与平衡。

16. 哪些瑜伽练习方法可以改善睡眠?

呼吸调节方法对改善睡眠和调节情绪、释放压力都有一定的效果，通过深深地吸气、吐气，让更多氧气进入肺部并在里面流动，使交感神经放松，有助于减轻压力，让人真正平静下来并放松身体而入眠。

“4—7—8”呼吸法，能帮助入睡！

方法很简单：利用鼻子吸气 4 秒，憋气 7 秒，最后再呼气 8 秒，3 次循环后就能感受到睡意。

一开始做可能不熟练感受不到睡意，但只要坚持一天做 2 次，持续 6~8 周，习惯之后，就能在短时间内安稳入睡。

另外一种“1—4—2”呼吸方法很简单，广泛适用于不同类型人群。这种方法一旦掌握可以在任何时候练习。比如，一个人在公交、地铁上不知道做什么的时候，可以做几次“1—4—2”呼吸，可以快速校准呼吸频率，让情绪和精神活力马上不同。

“1—4—2”呼吸法有三个步骤：吸气，闭气和吐气。吸气要用一个频率。假如吸气是 1 秒的话，那么闭气就是 4 秒，吐气就是 2 秒；假如吸气是 2 秒，那么闭气就要做到 8 秒，而吐气则变成 4 秒。换句话说，吸气和吐气加起来的时间都没有闭气时间长。

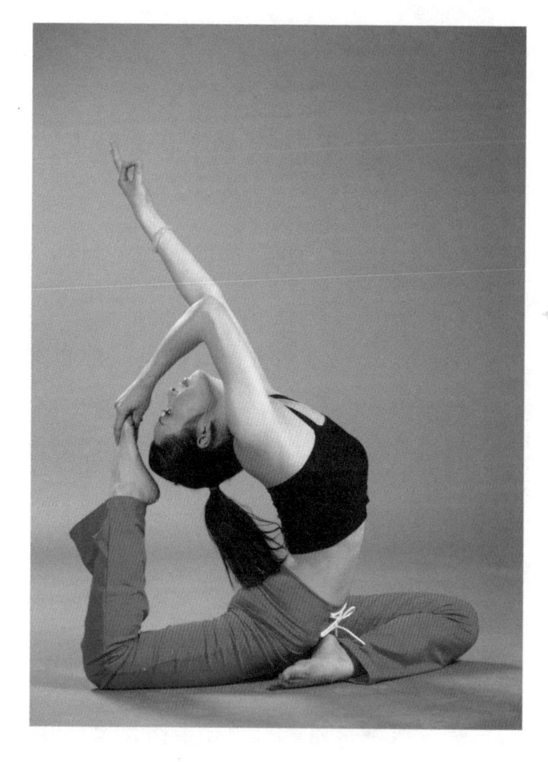

这是因为要保证快速吸气。只有快速吸气才能够使氧气迅速被送到全身，送达后有足够的时间停留，这样才能把不需要的东西通过吐气呼出体外。中间闭气的时间保持得久，目的就是让交和换的过程能够更稳定和充分进行。它可以减少供氧不足，把氧气供给到离心脏更远的部分。

在睡觉的时候也可以进行这种方法，“1—4—2”呼吸法是强有力的辅助睡眠工具，可以让呼吸回到正常频率。闲暇时间多训练，一定会体验到它带来的美好蜕变。

17. 公司白领适合练习瑜伽吗?

对于公司白领来说，瑜伽是一种非常适合的健身选择。以下是一些原因：

缓解压力： 瑜伽练习可以帮助放松身心，减轻日常工作和生活中的压力。通过深度呼吸、冥想和舒展动作，可以缓解焦虑、提高情绪管理能力，并促进身心健康。

提升体态和姿势： 久坐可能导致不良的姿势和体态，例如圆肩驼背、腰椎问题等。瑜伽练习可以帮助纠正不良姿势，增强核心肌群，改善身体的对齐和平衡，使体态更加挺拔。

增加柔韧性和灵活性： 久坐会导致身体变得僵硬和缺乏灵活性。瑜伽练习中的伸展和扭转动作可以增加关节的活动范围和柔韧性，减少身体的僵硬感，可以在工作中更加舒适和灵活。

改善集中力和注意力： 瑜伽练习注重身体与呼吸的结合，通过集中注意力于当下的练习，可以提高专注力和注意力。这有助于提升工作效率和处理任务的能力。

增强身心健康： 瑜伽的练习有助于改善睡眠质量、增强免疫力、促进消化，从而保持整体身心健康，提升工作活力。

18. 男士适合练瑜伽吗？

男士完全适合练习瑜伽。虽然瑜伽在过去被认为是女性的运动，但现在越来越多的男性开始意识到瑜伽的益处，并积极参与其中。瑜伽对男性的好处包括：

增强力量和灵活性：瑜伽练习可以增强肌肉力量，提高身体灵活性，促进关节的稳定性。这对于男性在日常生活中的活动和运动表现有着积极的影响。

提升核心力量：瑜伽的核心练习可以加强腹部、背部和臀部等核心肌群。这不仅有助于改善姿势和身体平衡，还可以减少腰部和背部疼痛的发生。

改善姿势和身体对称性：瑜伽练习有助于调整和改善不正确的姿势，如圆肩驼背。通过纠正姿势问题，可以减少脊柱压力和不适，并提升整体外形。

改善心理健康：瑜伽练习注重身体和呼吸之间的连接，有助于放松和降低压力。它还可以提高专注力、提升情绪和促进内心平静，对男性的心理健康有积极的影响。

应对运动伤害：瑜伽练习可以帮助预防和修复运动伤害。通过加强肌肉、增加柔韧性和提升身体平衡，可以减少运动风险。

19. 年龄大、骨骼僵硬能练习瑜伽吗?

年龄大了或者骨骼较僵硬并不意味着不能练习瑜伽。实际上，瑜伽可以帮助身体提升灵活性、增强肌肉力量、促进身心健康，适合不同年龄段。瑜伽练习就是一个从僵硬到柔软的过程。很多柔软的东西都是非常具有力量的。一根柔软的树枝，怎么折它都不容易断，但是干枯的树枝一折就断。

很多老年人在提到瑜伽练习的时候，首先就会有排斥的心理。会说年龄大了，骨质疏松、骨密度下降或者骨骼太硬了，所以练不了瑜伽。这些都是瑜伽认识的误区。

准确来讲，练习瑜伽时，拉伸和强化的是这些骨骼周围肌肉的强度以及耐受度、灵敏度，和骨骼是没有太多关系的。

对于年龄大的人，骨密度下降和骨质疏松，更要去强化包裹着骨骼的这些肌肉群。因为这些肌肉强壮的时候，对习练者会起到一个非常好的保护和支撑作用。同时在练习瑜伽这个从僵硬到柔软的过程中，不仅身体在变化，心灵和精神也在变化，每个阶段都会有升华。

一些瑜伽教练，身体条件就非常好、非常柔软，劈叉一下子就到 180° 。这其实缺失了一部分东西。他们很难体会从僵硬到柔软的这个过程当中身心的变化。比如劈叉 60° 是什么样的变化和感受，到 120° 是怎样的变化和感受，到 180° 又是什么样的变化和感受。在练习过程中，这样的变化所带来的感受，也是瑜伽的宝贵体验。

凡是柔软的东西都有生命力，年龄大的人循序渐进的练习，身体的僵硬可以慢慢改善。当身体变得越来越柔软的时候，内心其实也会变得越来越平和。

以下是一些建议：

寻找适合的瑜伽流派：某些瑜伽流派，如哈他瑜伽和中国健身瑜伽等，能温和地开始练习，有助于提高身体的柔韧性和稳定性。这些流派通常包括较为基础的姿势和放松的冥想。

尊重自身的限制和需求：在练习过程中，尊重自己的身体状况和能力。避免过度拉伸或强行进行某些姿势，以免造成伤害。根据自己的舒适度来调整姿势，逐渐增加挑战。

选择专业指导：必须选择有国家承认的资质、经验丰富的瑜伽老师，他们可以提供个性化的指导和调整，帮助老年人在安全和有效的范围内进行练习。

使用辅助工具：使用瑜伽块、瑜伽带或瑜伽毯等辅助工具，可以帮助更好地完成姿势，提供支撑和稳定性。

注重呼吸和放松：呼吸是瑜伽练习的核心。注重深呼吸可以帮助舒缓身体紧张和僵硬感，同时促进身心的平衡和放松。

持之以恒：瑜伽需要持之以恒。通过每天坚持练习，可以逐渐改善柔韧性和力量，并享受到瑜伽所带来的益处。

记住，每个人的身体状况和需求是不同的，重要的是尊重自己的身体限制和能力，并根据自己的舒适度进行调整。必须向医生咨询，并在正规专业瑜伽教练指导下开始练习，确保安全和有效。

20. 先天性脚残疾可以练习瑜伽吗？

先天性脚残疾是一种异常或功能障碍，可能导致步态异常或行走困难。在这种情况下，练习瑜伽前必须咨询医生或专业的物理治疗师。他们要进行评估，并提供个性化的指导和建议。

如果医生认为瑜伽是适合的运动选择，以下是一些建议：

寻求专业指导：找熟悉瑜伽和身体状况、经验丰富、有正规资质的瑜伽教练。他们可以根据先天性脚残疾情况，提供适合的瑜伽体式和调整。

注意姿势和技巧：在练习瑜伽时，特别要注意正确的姿势和技巧。确保身体对于某些姿势和动作没有过度的压力或不适。教练可以帮助找到适合的姿势和调整方法。

强化周围肌肉：通过瑜伽和相关的强化训练，可以帮助增强周围肌肉的稳定性和支撑能力，以减轻对脚部的负担。

适度练习：根据个人情况和舒适度，选择适合的瑜伽体式和练习强度。可以从简单和温和的体式开始，逐渐在教练的指导下增加难度和挑战。

21. 高血压患者可以练习瑜伽吗？

高血压患者是可以练习瑜伽的，但是有一些体式是需要避开的，比如倒立、后弯。在练习的过程中，也要遵循自己身体的感受，慢慢地进入。同时，瑜伽的呼吸法和放松休息术等，可以舒缓紧张焦虑和放松精神。对于高血压患者，可以适度练习瑜伽，但需要注意以下几点：

向医生咨询：在开始任何新的运动计划之前，特别是如果有高血压或其他健康问题，最好先咨询医生。他们可以评估身体状况，并根据个人情况提供相应的指导。

避免剧烈运动：剧烈和高强度的瑜伽练习可能增加心脏负担和血压升高的风险，要避免。选择温和而柔顺的瑜伽练习，如阴瑜伽、缓慢流动的瑜伽等。

注意呼吸：瑜伽的核心是呼吸控制。学习深呼吸和平稳的呼吸模式，有助于放松身心、平衡神经系统、调节血压。确保呼吸顺畅且自然，不要屏气或过度用力。

避免倒立体位：颠倒体位（如头倒立、肩倒立等）可能导致血压升高，因此高血压患者最好避免这些体式。如果想练习倒立体位，最好在正规教练的指导下进行，并确保血压稳定。

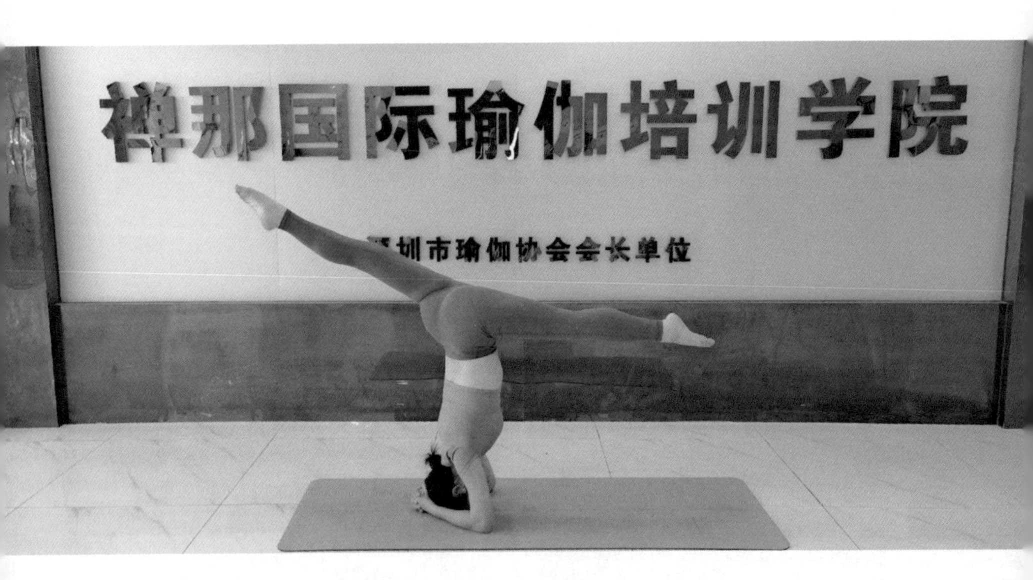

注意适应自己的能力：每个人的身体状况不同，要根据自己的能力和舒适度来调整练习。不要强迫自己完成过于困难或不适合的体式，尊重自己的身体限制，在舒适的范围内练习。

监测血压：如果有高血压，建议在练习前和练习后测量血压。这可以了解瑜伽对血压的影响，并确保血压在安全范围内。

寻求专业指导：在经验丰富、有国家承认资质瑜伽教练的指导下进行练习。他们可以根据需要提供安全、有效的练习建议，并适时进行调整。

22. 腰椎间盘突出可以练习瑜伽吗？

腰椎间盘突出的人，特别是急性腰椎间盘突出的人是不建议练习瑜伽的。但慢性腰椎疾病的人是可以练习瑜伽的，练习瑜伽能起到缓解和促进气血流通的作用，帮助身体康复。

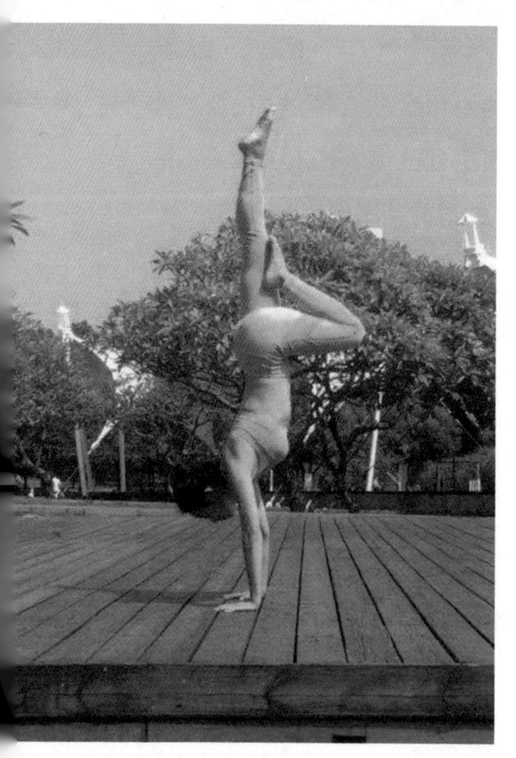

在腰椎间盘突出的情况下，练习瑜伽需要谨慎并遵循以下几点建议：

咨询医生或物理治疗师：他们可以评估身体的具体情况，并根据症状和程度提供相应的建议。

避免过度压力和拉伸：避免做过度向前弯曲、扭转或深屈腿等动作，以减少对腰椎的压力。注意保持脊柱的中性位置，并避免过度拉伸和扭转腰部。

强化核心肌群：加强核心肌群是非常重要的，它可以提供稳定性和支撑脊柱。通过适当的核心肌群练习，如平板支撑、桥式等，来增强核心肌群的力量。

使用辅助工具和调整：使用瑜伽块、瑜伽带或墙壁等作为辅助，可以提供额外的支撑和稳定性。正规的瑜伽教练或物理治疗师会给出调整姿势的指导，以适应身体的特殊情况。

注意呼吸和放松：练习深呼吸和冥想等技巧，可以帮助放松紧张的肌肉，缓解腰椎间盘突出所引起的不适。

温和的瑜伽练习：选择温和而轻柔的瑜伽练习，如阴瑜伽或缓慢流动的瑜伽。这些练习更注重放松、伸展和平衡，相对较少产生压力和冲击。

需要强调的是，在练习瑜伽之前，必须确保得到医生或专业治疗师的明确指导，遵循他们的建议。每个人的状况都是独特的，因此个体化的方案对腰椎间盘突出的管理非常重要。

23. 怎样才能学好瑜伽?

要学好瑜伽，需要寻找专业指导：在国家承认资质的专业瑜伽老师指导下开始学习瑜伽，他们能够提供正确的姿势和技巧指导。

建立规律的练习习惯：每天或每周保持一定的练习时间，并坚持下去。规律的练习可以帮助建立身体的记忆，逐渐提高柔韧性、力量和平衡等方面的能力。

注意呼吸：瑜伽强调与呼吸的配合，保持深而平稳的呼吸有助于放松身心、提高注意力和提升练习效果。要时刻关注自己的呼吸状态，并尝试将呼吸与动作相结合。

尊重身体的限制：每个人的身体条件和柔韧性不同，要尊重自己的身体限制，不要过度用力或超出舒适范围。逐渐挑战自己，但也要注意身体的信号，避免受伤。

多样化练习：瑜伽包括不同类型的体位法、呼吸练习、冥想和放松练习等。尝试不同的瑜伽练习形式，多样化练习可以更全面地锻炼身心，避免过度集中在某一方面。

自我反思和调整：练习中时刻关注自己的身体感受和姿势，注意对比和修正。经常进行自我反思和调整，以确保正确的姿势和技巧。

了解瑜伽文化和哲学：瑜伽不仅是一种身体运动，还有丰富的文化和哲学内涵。了解瑜伽的背景、原理和哲学，可以更好地理解和实践瑜伽。

最重要的是，瑜伽练习是一个自我发现和成长的过程，需要耐心和坚持。每个人的学习进程都不同，要尊重自己的节奏，享受学习的过程，并与专业教练和其他瑜伽爱好者互相交流和分享经验。有机会的话可以和一些有经验的、资深的瑜伽老师聊天，交流中就会从他们那里学到很多关于瑜伽的纵向或横向的知识。这对扩展思维，少走弯路，以及在体式练习中避免受伤，都会起到非常好的作用。

24. 练习瑜伽最重要的是什么?

练习瑜伽最重要的是培养正确认识和态度。以下是几个关键点:

专注当下:瑜伽强调身心连接和意识觉察。在练习中,将注意力集中在当前的姿势、呼吸和感受上,而不是担心过去或未来。通过专注当下,可以深入体验并获得更多益处。

尊重自己的身体:每个人的身体都不同,有不同的限制和能力。尊重自己的身体,不要与他人比较。学会倾听自己的身体需求,并寻找自己的舒适度进行练习。避免过度推动或强迫自己进入不适合的姿势。

呼吸:呼吸是瑜伽练习的核心。学会深呼吸,将注意力集中在呼吸上,有助于平静思绪,放松身心,增加能量和稳定性。通过控制呼吸,可以提高姿势的质量和效果。

持之以恒:瑜伽是一种

持续的修行。坚持每天练习，保持连贯性和稳定性，可以获得更好的效果。即使只有少量时间，也要保持练习的频率和一致性。

探索和尝试：瑜伽练习是一个自我探索和成长的过程。可尝试新的姿势、流派或教练，挑战自己的舒适区，寻找适合自己的方式和风格。

最重要的是记住，瑜伽不仅是身体的锻炼，还包括心灵和精神层面。通过培养正确的心态和态度，可以从瑜伽练习中获得更深层次的益处，在日常生活中实现身心平衡和内在宁静。

25. 练习瑜伽有什么注意事项？

首先，练习前的准备，比如，穿着不能太紧，最好是穿宽松舒适还有些弹力的衣服，要把身上一些尖锐的物品取下来。其次，在练习的过程中，一定要遵从身体所发出的声音，不要一味追求高难度的体式或者和旁边的伙伴攀比，因为存在个体差异。最后，就是练习后不要马上冲凉、进食。以下是一些需要注意的具体事项：

尊重自己的身体限制： 每个人的身体条件和柔韧性不同，要尊重自己的身体限制。不要过度用力或超出舒适范围，避免受伤或引起不适。

呼吸控制： 瑜伽强调呼吸与动作的配合。保持深而平稳的呼吸可以帮助放松身心、集中注意力，并提供氧气到达肌肉和组织。

寻求专业指导： 如果是初学者或有特殊的健康问题，要在有正规有资质的专业瑜伽教练的指导下进行练习，他们可以帮助正确执行体位法，并根据习练者的需求和能力调整练习计划。

保持连贯性： 瑜伽的效果在于练习的连贯性。努力保持规律的练习，并逐渐增加难度和时间，以获得更好的结果。

注意伤害和疼痛： 练习瑜伽时，要留意身体的信号。如果感到异常的疼痛或不适，应立即停止练习并咨询专业人士的意见。

饮食和水分补充：在练习前避免过饱或空腹，以免影响身体的舒适度和消化。同时，在练习过程中要适当补充水分，保持身体的水平衡。

选择适合的场地和装备：选择安静、干净、通风良好的场所进行瑜伽练习，穿着舒适的服装，使用适合的瑜伽垫等辅助工具。

总结起来，练习瑜伽需要尊重自己的身体、呼吸控制、寻求指导、保持连贯性、注意伤害和疼痛、饮食和水分补充、选择适合的场地和装备。这些注意事项可以帮助习练者获得更安全、有效和愉悦的瑜伽练习体验。

26. 一周练习几次比较合适？每次多长时间？

瑜伽的练习频率和时间可以根据个人的目标、健康状况和时间安排来确定。以下是一些一般建议：

练习频率：对于初学者或有时间限制的习练者，每周练习 2~3 次瑜伽就可以带来一定的益处。如果有更多的时间，每周 4~5 次练习会更好。重要的是保持一定的连贯性，避免过度训练或长间隔。

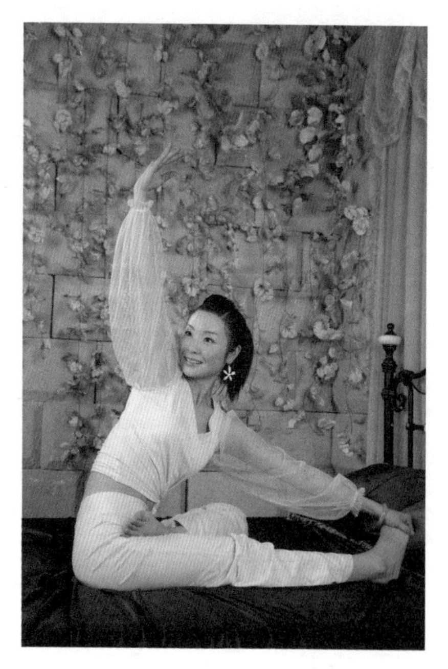

练习时间：每次练习的时间可以根据个人的身体状况和时间安排而定。通常来说，每次练习 30 分钟到 1 小时较合适。如果只有很少的时间，10~15 分钟的简短练习也可以。逐渐增加练习时间是一个好的方式，但不要超出自己的舒适范围。

多样化练习：在设计练习计划时，可以选择不同类型的瑜伽练习，包括体位法、呼吸练习、冥想和放松练习等。这样可以全面锻炼身心，避免过度集中在某一方面。

个人需求和目标：练习瑜伽的频率和时间还应考虑个人的需求和目标。如果想提高柔韧性，可以增加伸展和柔软的体位法。如果更关注身体力量和平衡，可以加入挑战性的体位法。具体根据自己的目标和兴趣进行调整。

最重要的是保持适度和坚持。无论选择每周练习多少次，都要定期练习并与正规专业教练合作，以确保正确的姿势和技巧。根据自己的身体感受和需求，逐渐调整练习计划。

27. 自我练习时怎么知道练得对不对?

练习当中遵循身体的感受，做到稳定、舒适、伸展。必须注意下面两点：

目标设定：设定具体、可衡量和实际可行的目标，例如提高技能水平、增加知识储备等，这样能更清楚地了解自己想要达到什么样的效果。

反馈机制：包括寻求他人意见和建议，或者使用工具和资源进行自我评估。记录进展可以通过写日记、录视频或音频，或者使用专门的应用程序和工具来完成。通过定期回顾记录，习练者可以看到自己的进步，也能更好地判断自己的练习是否朝着设定的目标前进。

持续学习是判断自己练习是否正确的重要因素。不断更新和扩充自己的知识和技能，与专业人士交流和学习，参加培训课程等，都有助于提高练习效果。

记住，在自我练习中始终保持积极的心态和坚持不懈的努力是非常重要的。

28. 练习瑜伽赤足好，还是穿袜子好？为什么？

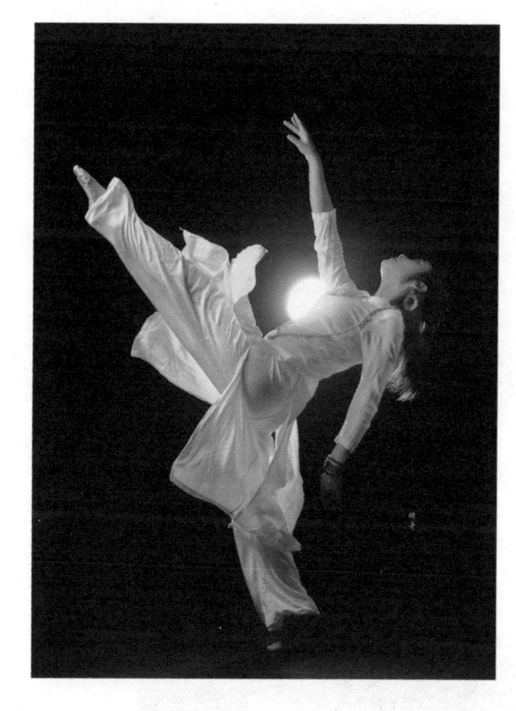

在练习体式的时候是穿着袜子好，还是光脚好？一般情况下，在练习的时候最好是光着脚。在天气比较寒冷的情况下，可以穿着瑜伽袜，目的是保暖。那光脚的好处是什么呢？其实人的双手、双脚以及指头都具有触感，直接接触对于促进这些区域的末梢神经有着非常好的作用。如果天气不是很寒冷，最好是赤足练习瑜伽。如果天气比较寒冷，也可以穿着防滑的瑜伽袜练习。

29. 一天中什么时间练习瑜伽最好？

一般来讲，练习体式最好是在早晨和上午，也就是太阳刚刚升起和不久后的时间。这个时间其实就是阳气升发的时刻，对练习体式是非常有帮助的，能让自己一天的精力都很充沛。如果是傍晚练习的话，最好就是在太阳落山的时候。如果在晚上练习，最好选冥想、呼吸法练习，避免激烈的体式练习。很多上班族，白天很少有闲暇时刻来练习，可根据自己的情况选择。当然，每天如果只能够练习 10~15 分钟，可以选择静坐调整呼吸，用冥想的方式进入，可以缓解疲劳。

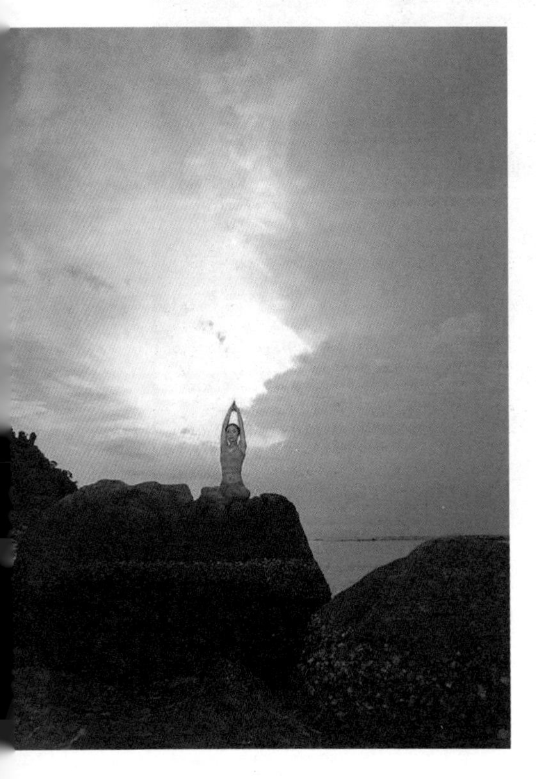

每个人的生活和工作安排不同，因此最佳的练习时间因人而异。以下是一些常见的时间建议：

早晨：早晨是很多人选择练习瑜伽的理想时间。早晨练习瑜伽可以一天精力充沛和心情平静，帮助开始新的一天。早晨的空气清新，身体也相对柔软，更容易进行拉伸和姿势练习。

中午：中午的练习可以放松和恢复精力。如果有忙碌的上午或下午，中午的瑜伽练习可以提供一段宝贵的休息和调整时间。

傍晚：傍晚是结束一天工作后练习瑜伽的理想时间段。练习瑜伽可以帮助释放一天的压力、舒缓紧张的情绪，准备进入晚间休息。

无论选择什么时间练习瑜伽，都要确保在饭后，等消化完毕再进行。此外，选择一个宁静、安静的环境，确保有足够的时间，不要匆忙练习。

最重要的是找到适合自己的时间，坚持每天练习，享受瑜伽带来的益处。

30. 瑜伽课的时间和频率怎样才较为科学?

一般来讲，上瑜伽课的时候，每次课程的时间基本保持在1.5 小时是比较科学的。因为，在前 40 分钟基本处在一种热身的状态，真正起作用的练习其实是在 40 分钟到 60 分钟的这个时段。瑜伽课程的最后是放松休息术，能够让能量蓄积和保持。目前，市面上的课程以 1 小时为主。其实，上 1 小时这样的课程也没有关系，在运动强度上稍稍提升一下就可以了。

如果说希望借助瑜伽练习来减肥，那么一周至少需要上三次至四次课。并不是每天练习就是好的，要由个人身体状况、体质和体能来决定。通常来讲，每周三次课是比较科学的，根据自身体能可以适当增加。对于一些体能特别好的人，当然建议每天都练习。体质弱一点的人，初期保持一周两次到三次，最少两次就可以了。

31. 同一个体式，不同的老师有不同教法，哪个正确？

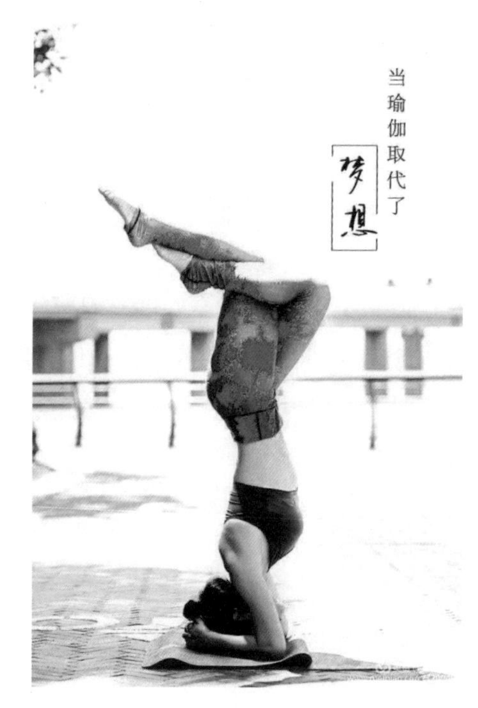

不同的体式，不同的老师讲解时，可能讲解的要点和发力点会有所不同。原因有二：一是老师的流派不同造成侧重点不同；二是学员的个体差异。同样一个体式，有的学员能够打开髋关节，做到大腿和小腿 90° 呈现。有的学员因为髋关节没有打开，只能呈现 45° 。所以，老师在教学的时候可能说这两种情况都是正确的。教学时因人而异，在体式上的要求是会不同。每个习练者在练习过程中所处的阶段是不同的，随着练习的深入，体式的要领和发力点也会产生变化。

32. 不习惯按照教练的引导，用自己的节奏练习可以吗？

用自己的节奏练习瑜伽是可以的，因为练习瑜伽就是自我身体、心灵的连接。初练者不懂得体式如何连接自己的身体、心灵，可以跟随老师的口令和引导词来进入。在有了一定的练习基础后，应该更多遵从和尊重自己的身体感受和呼吸节奏，慢慢进入练习就好。

所以，应该区分不同的练习阶段，有一定基础后，完全可以不跟随老师口令，根据自己的身体状态慢慢进入体式练习。

33. 练习瑜伽两年了，仍不能做一些高难度体式，如何检验练习成果?

这是很多初学瑜伽的人常问的一个问题：把瑜伽的高难度体式定义为瑜伽的最高境界，或者瑜伽的终极目的。所以，会觉得练习一段时间后怎么还不能去做那些高难度动作，这样的话自己的瑜伽是不是就停留在初级的状态?

其实这又回到了瑜伽的本质。瑜伽体式的练习是为了强身健体，瑜伽更应该是一种生活方式和一种人生态度。所以，如果把瑜伽的高难度体式定义为瑜伽练习的终极目的，是不正确的。我曾和学员们开玩笑说：追求高难度动作那不如去练习体操和杂技好了，体操和杂技的训练方法更能帮你们达到一些你们现在还不能完成的体式。

瑜伽带给习练者更多的是生活中如何获得内心的平静，瑜伽体式只是瑜伽的一部分。再次提醒的是，尤其对于初入瑜伽的爱好者和习练者，要把瑜伽体式作为锻炼身体的一种方式和手段，不要把它当成瑜伽练习的终极目的。

34. 练习过程中习惯看周围的人对吗?

在体式练习的初期，难免因为对体式的熟练度不够，会去观摩、观看旁边的人。随着练习时间的深入和对体式的不断熟悉，应该将这种关注收回，转而关注自己的呼吸和自己身体的觉知。所以，前期观看其他人是一个正常现象。随着练习深入，慢慢就会将这种意识转至自己身体的感受和感知。

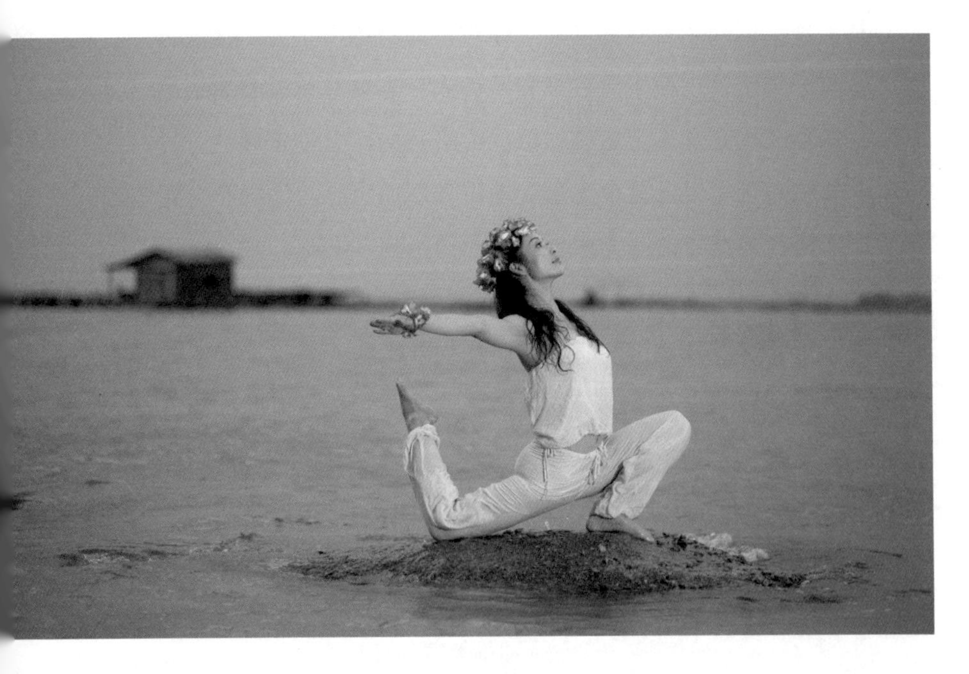

35. 练完瑜伽后多久才适合进食？

练习完瑜伽后，一般要过 15~30 分钟再进食，并且不要马上冲凉。为什么要过这么长时间？因为练习完后需要让身体系统回归一种平衡、放松的状态。练习后马上大量进食，会引起身体的不适。同时，练习完后也不要马上冲凉，要等汗液冷却下来、毛孔闭合了再去冲凉，这对身心会更加有益。

以下是一些建议：

等待身体冷却：在瑜伽练习结束后，身体通常会处于一种热身状态。为了让身体渐渐冷却下来，建议等待大约 15 分钟。

喝水补水：在练习瑜伽时，身体会出汗，所以要确保练习后及时补充足够的水分。喝一些温水或室温水，可以帮助身体恢复水分平衡。

听从身体的需求：每个人的身体反应不同，有些人可能感到饥饿，而另一些人则可能没有胃口。请注意自己的身体信号，根据需要进食。

吃轻食、易消化的食物：在练习后，选择吃一些轻食、易消化的食物，如水果、蔬菜、酸奶、坚果等。避免多吃油腻、重口味食物，以免给消化系统带来负担。

总之，每个人的身体状况和需求不同，重要的是注意自己的身体信号，根据需要和感觉来确定进食的时间和食物。

36. 怎样避免练习瑜伽过程中的运动伤害?

避免练习瑜伽过程中的运动伤害，关键是练习时保持正确的姿势和技巧，尊重自己的身体限制。以下是一些建议：

寻求专业指导：找到经验丰富、有正规资质的瑜伽教练。他们可以提供正确的指导和调整，确保在安全和正确的范围内进行练习。

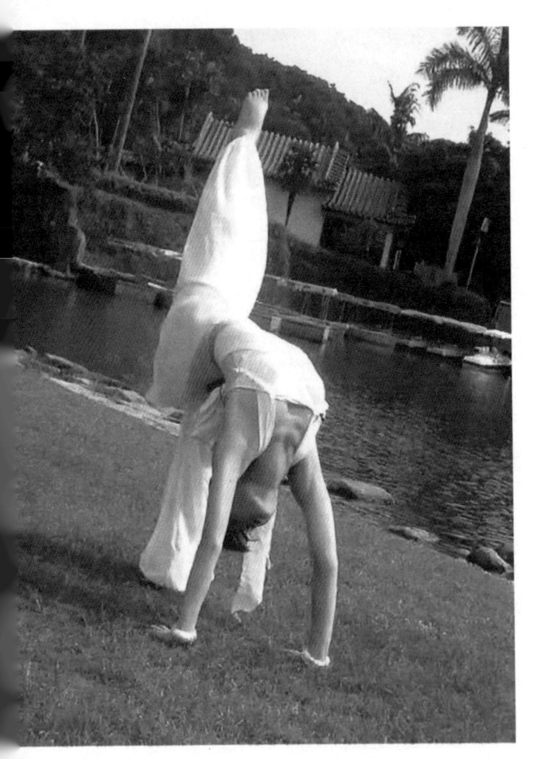

注意身体信号：练习中，注意身体的感受和信号。如果感觉到强烈疼痛、不适或不正常的压力，立即停止并寻求专业帮助。

逐渐增加挑战：不要急于达到某个姿势的完美状态。逐渐增加挑战和难度，以避免过度拉伸或施加过大的压力。

不要比较自己：每个人的身体都是独特的，不要与他人比较。尊重自己的身体限制，逐渐提高自己的能力和柔韧性。

使用辅助工具：根据需要使用瑜伽块、瑜伽带或瑜伽毯等辅助工具，可以提供支撑和稳定性，减少受伤的风险。

注意呼吸：呼吸是瑜伽练习的核心。保持正常、深而平稳的呼吸有助于放松身体、提高姿势的质量和安全性。

加强核心肌群：核心肌群的力量对于保持平衡、稳定和正确的姿势至关重要。通过加强核心肌群，可以减少受伤的风险。

休息和恢复：如果感到疲劳或肌肉酸痛，请给身体足够的时间来休息和恢复。

每个人的身体状况和需求是不同的。有任何健康问题或特殊情况，请咨询医生的意见，并在正规专业瑜伽老师指导下进行练习。

37. 怎样避免韧带拉伤？

要避免韧带拉伤，可以采取以下措施：

热身和拉伸：在进行任何剧烈运动或活动之前，确保进行适当的热身活动。这有助于增加肌肉温度和血液循环，并使韧带更加柔软和灵活。同时，进行全身静态和动态拉伸，特别是对相关部位的韧带进行拉伸，以增加柔韧性。

逐渐增加运动强度：避免突然进行过大运动强度或重负荷的训练。逐渐增加运动的强度和持续时间，给身体足够的时间适应和恢复。

注意正确体式：正确的体式对于预防韧带拉伤非常重要。在进行各种体式练习时，了解正确的姿势和技巧，并确保掌握正确的运动执行方法。

休息和恢复：给身体足够的休息和恢复时间，避免过度训练或连续剧烈运动。充足的睡眠、饮食和适当的休息，可以帮助身体更好恢复。

强化相关肌肉群：通过力量训练和稳定性练习，强化相关肌肉群，以提供更好的支撑和稳定性，减轻韧带的负担。

留意疼痛和不适：如果感到韧带区域的疼痛、不适或异常，立即停止练习，寻求帮助。

38. 练习瑜伽一段时间后，为什么突然很僵硬？

练习瑜伽一段时间后肢体突然变得很僵硬，这种情况在瑜伽习练者身上可能都有发生。比如，突然有一天做体式时，发现双手怎么也落不了地。其实，造成肢体突然僵硬的很大一部分原因是情绪。

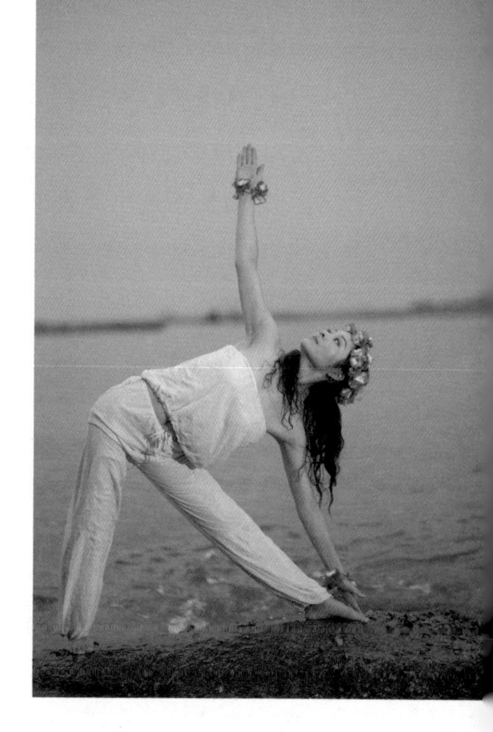

当工作压力很大的时候，如遇到一些没办法解决的问题，会觉得自己肩上像扛了几十斤东西，感觉特别劳累，情绪很容易不稳定。在生活当中，一些情绪的发生可能是不自主的，或者说在没有注意的情况下就发生了。

举个例子。比如，现在带着学员到了一个菜市场，让他们坐在这个菜市场里。菜市场里的声音特别嘈杂，有各种各样的叫卖声、汽车的鸣笛声，等等。这时候还有一群人因为一些小事在叫嚷、推搡。这时学员会有怎样的反应呢？一般人坐在这样一个场景中，也会觉得不安全、很紧张，对吧？这时，大脑就会传输给膝关节一个信号：这里不太好，随时准备跑。膝关节接收到这样一个信号后，就会瞬间紧张、收缩。

而当离开这个场景后，这种紧张其实依然会储存在身体里。一天、两天、三天，如果膝关节的这种紧张状态没有得到释放，那是不是就会变得越来越僵硬？

所以，不仅要关注体式练习，也要关注自己的情绪变化，因为情绪变化将导致肌肉紧张或者僵硬。定时清理负面情绪，还要清理脑海中存在的焦虑和紧张的场景，这些非常重要。

练习一段时间后，如果在练习过程中突然出现身体的僵硬，需要内观内心。问问自己：在这段时间，内心是不是非常焦虑、紧张，然后给身体带来了这种僵硬感呢？

当然，在这里所说的是一种常见的可能。发生突然的僵硬，也需要向瑜伽老师和医生咨询。

39. 身体非常僵硬，很多体式做不了怎么办？

瑜伽练习是一个循序渐进的过程。前面也提到过瑜伽是一个从僵硬到柔软的过程。所以，一些先天身体较僵硬的人，会觉得瑜伽不适合自己，或者说自己不能练习瑜伽。其实，对于身体较僵硬的人，恰恰需要瑜伽练习。

下面给出一些建议：

逐渐增加柔韧性：柔韧性是可以通过练习逐渐改善的。刚开始练习时，不要强迫自己过度拉伸或扭转，以免造成伤害。选择适合自己能力水平的体式，并控制幅度，慢慢增加柔韧性。

使用辅助工具：使用瑜伽块、瑜伽带或瑜伽毯等辅助工具，可以提供额外的支撑和稳定性，帮助习练者更好地进行体式练习——逐渐适应姿势，减轻不适感。

探索替代体式：如果某个体式练习太困难，可以寻找与之类似但更易于实现的替代体式。例如，如果前屈站立很难做到，可以尝试在膝盖上放置一个瑜伽块，以减轻压力。

注重正确姿势：确保在练习中使用正确的姿势和技巧。如果身体僵硬，容易产生错误的姿势，这可能增加受伤的风险。请寻求专业指导，并确保在正确的指导下进行练习。

注重呼吸和放松：呼吸是瑜伽练习的核心，可以帮助习练者放松身体和提高柔韧性。在进行体式练习时，注重深呼吸，并尝试通过冥想和放松来减轻紧张感。

持之以恒：柔韧性的提升需要时间和持之以恒的练习。坚持每天练习，逐渐挑战自己。记住，每个人的身体都是不同的，进步的速度也会不同。不要与他人比较，尊重自己的身体限制，享受练习的过程。

如果感到非常困难，或不确定如何开始，最好咨询一位经验丰富、有正规资质的瑜伽教练的建议。他们可以制订适合个人的练习计划，并提供专业的指导。

40. 练习瑜伽时骨骼发出声音是怎么回事?

在练习瑜伽时，听到骨骼发出声音是常见的现象。这些声音可能包括关节声、骨头摩擦声或气泡破裂声。以下是一些可能导致这些声音的原因：

气泡破裂：在进行运动或活动时，关节周围的液体中的气泡可能产生破裂声。这种声音通常不是什么大问题，只是表示关节

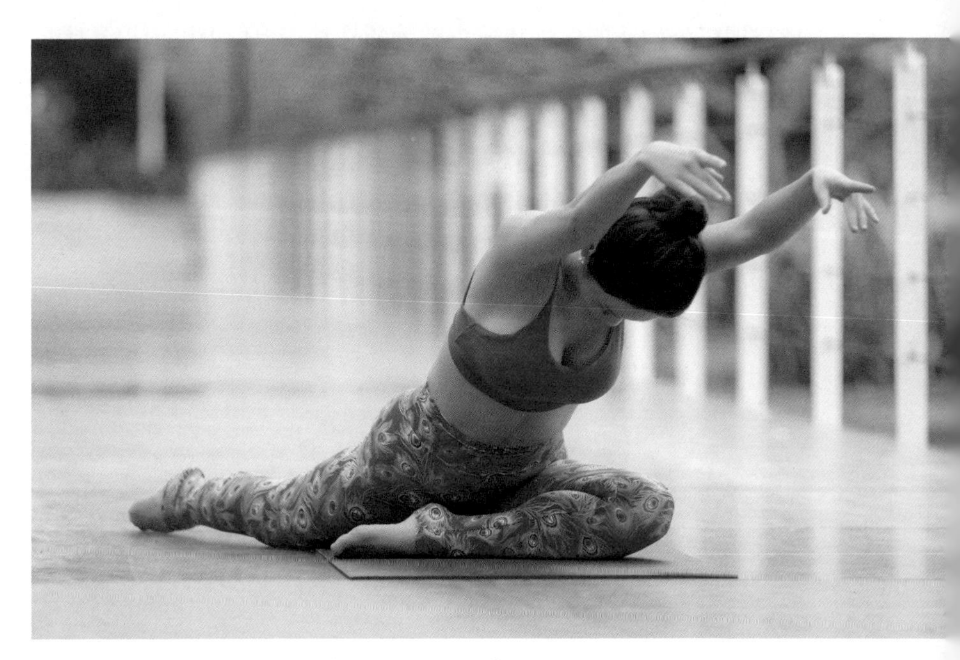

液体中的气泡被释放。

韧带和肌腱移动：在某些动作中，韧带和肌腱可能移动或滑动，产生轻微的摩擦声。这种声音通常是正常的，一般不会产生问题。

关节位置调整：有时候，在某些姿势中，骨头可能稍微移动或重新调整位置，导致关节声。这是正常的生理反应，不必过于担心。

肌肉紧张度：如果习练者的肌肉非常紧张，可能对骨骼施加额外的压力，导致关节发出咯吱声。这种情况下，放松肌肉、注重正确的对位和姿势，可以缓解这种现象。

尽管这些声音通常是无害的，但如果感到疼痛、不适或担心，请立即咨询专业的医生或瑜伽教练的意见。他们可以根据具体情况提供更准确的解释和指导，以确保练习安全和有效。

41. 练习完瑜伽全身酸痛怎么处理?

酸痛的现象一般多发于两种情况：第一种情况就是很长一段时间里没有进行练习，突然练习的时候就会出现这种肌肉的酸胀疼痛。这是因为在运动过程中，身体里会产生一种叫乳酸的物质，引起这种肌肉酸胀。另外一种情况是在运动的时候，运动量过大，超出了本身能够承受的范围。所以，避免身体出现酸胀，第一是要有规律地进行运动，第二是运动强度要适当。

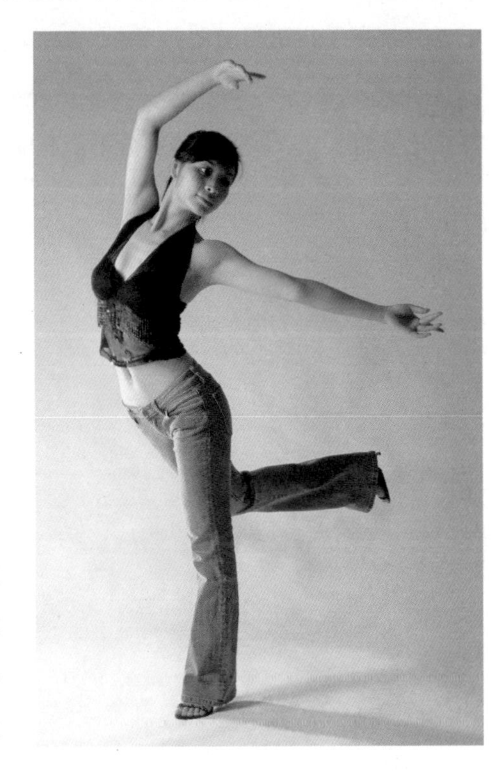

可以尝试以下方法来缓解不适和促进恢复：

休息和放松： 留足够的休息时间，让身体得到充分恢复。放松身体和心灵，可以通过冥想、深呼吸或温水浸泡等方式来帮助缓解疲劳和酸痛。

温热敷或冷敷：根据个人喜好，可以使用热敷或冷敷来缓解酸痛。热敷可以促进血液循环和肌肉放松，冷敷则可以减轻疼痛和肿胀。注意温度和时间应适当，避免过度。

轻度活动和拉伸：进行一些轻度的活动和拉伸，有助于缓解酸痛和恢复肌肉的柔韧性。选择一些简单的伸展和放松动作，如颈部转动、臂部摆动或下蹲等。

按摩和自我按摩：使用按摩工具或手指按摩肌肉，有助于缓解酸痛和促进血液循环。习练者可以使用滚轮、按摩球等工具，或者直接用手指进行自我按摩。

补充水分：瑜伽练习可能导致身体流失水分，因此要确保及时补充足够的水分。保持身体水分平衡有助于缓解酸痛和促进康复。

42. 为什么练习瑜伽后感觉身体很累?

练习瑜伽后感觉身体很累，可能有以下几个原因：

肌肉使用：瑜伽练习涉及多个肌肉群的运动和持续用力。这包括核心肌肉，上肢、下肢和背部肌肉等。如果平时较少运动，练习瑜伽后这些肌肉会感到疲劳。

姿势挑战：瑜伽练习中的一些姿势对于新手来说可能具有挑战性，需要更多的力量和稳定性。在尝试新的姿势或提高难度时，身体可能感到更累。

深度放松：瑜伽练习不仅包括体式，还包括呼吸控制和冥想。这些技术有助于放松和舒缓紧张的肌肉，但同时也会让身体感到疲倦，因为它们帮助身体进入更深层次的放松状态。

能量流动：瑜伽练习通过调整身体的能量流动，促进内部平衡和治愈。当能量得到调整和平衡时，有时会感到疲倦，这是身体的自然反应。

身体适应：如果新手或者间隔很久没有练习瑜伽，身体需要适应新的运动方式和肌肉使用。在适应期间，身体可能感到疲劳。

虽然练习瑜伽后感到身体累是正常的，但过度疲劳或疼痛显然是不正常的。如果持续性感到疲劳或有其他不适，应立即咨询专业的瑜伽教练和医生。

43. 练习瑜伽时出现耳鸣、头晕是什么原因？

在练习瑜伽时出现耳鸣和头晕可能有多种原因，以下是一些可能的情况：

呼吸不适应： 瑜伽强调呼吸控制和深度呼吸。如果在练习过程中没有正确掌握呼吸技巧或不能适应某些呼吸模式，可能导致缺氧或呼吸不畅，进而引起耳鸣和头晕。

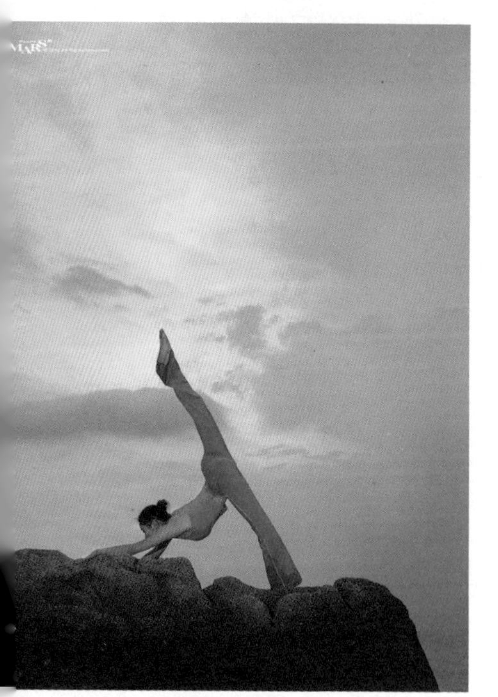

体位变化： 某些瑜伽体式涉及头部或颈部的倒立、仰卧或前屈等动作，这些体位变化可能改变血液循环和压力分布，导致暂时性的耳鸣和头晕。

过度用力： 过度用力或过度拉伸身体可能导致肌肉紧张、血液循环不畅或神经受压，从而引起耳鸣和头晕。

液体和能量不足： 如果在练习前没有充分补水或进食，可能导致脱水、低血糖或血压下降，进而引起耳鸣和头晕。

身体状况：一些人可能具有特定的身体状况，如低血压、内耳问题等，这些因素可能增加出现耳鸣和头晕的风险。

如果在练习瑜伽时经常出现耳鸣和头晕，建议采取以下措施：

注意呼吸：确保正确掌握瑜伽的呼吸技巧，并逐渐适应深度呼吸。

适度练习：避免过度用力或过度拉伸。根据自身能力和舒适度选择适合的瑜伽体式和强度。

补水和进食：在练习前后补充足够的水分和能量，以保持身体的液体平衡和能量供应。

以上是一般情况下的解释和建议，如果有特殊情况或需要个性化的指导，请咨询有资质的专业瑜伽教练和医生。

44. 练习瑜伽前屈时为什么总弓背？

初学者练习瑜伽时弓背，主要出现在前弯的体式上。前弯体式的动作要点是以髋关节为折叠点，而不是背部。当以背部为折叠点时，背一定是弓着的，而且前弯的深度也是不够的。不仅如此，以背部为折叠点还会使腰椎过度拉伸，可能造成不必要的损伤。

正确的前弯体式中一定以髋部为折叠点，同时要伸展背部。在这样的一种状态下，不管前弯的幅度多大，哪怕离双腿还很远，都是在安全范围内。但是，如果弓着背强制要求身体一定要贴着双腿，那这个时候腰部会被过度拉长。

45. 瑜伽放松休息术是多余的吗？

瑜伽的放松休息术在瑜伽课程中非常重要。在上课的过程中发现了一些问题，比如一些学员在练习体式的时候非常积极和投入，但在最后几分钟做放松休息术时，有的学员就会直接收拾东西离开现场。其实，出现这种现象的第一个原因是上课的老师没有提醒到位，并没有向学员强调瑜伽过程中放松休息这个环节的重要性。在练习后没有做最后的放松休息术，就相当于农民很辛苦种了一年的地，到收割的时候却任凭麦子烂在地里，就是这样一个道理。

也就是说，前面练习的所有体式都是在调动身体的能量，最后这几分钟的放松休息是对前面所调起身体能量的一个蓄积和收束，能够让身体再一次“充电”，充满新的能量。因为老师没有引导到位，不少习练者不太注重最后的放松休息术。希望以后瑜伽爱好者可以更多关注放松休息的过程。

46. 练习瑜伽后食欲特别好，担心不减肥反而增肥？

这个问题其实在前面也简单提到过，也就是练习瑜伽的时候其实分为三个阶段：

第一个阶段，当习练者的身体系统、循环系统开始启动的时候，食欲会特别好。

第二个阶段，会处在一个深度排毒的状态。

第三个阶段，是回归一种正常的状态。

那么练习瑜伽后食欲特别好，其实就是处在第一个阶段。要明白一个道理，就是吃进去的食物和所消耗的热能应该成正比。假设以前没有运动，只吃一碗饭，运动后就吃了三碗饭。这时吃进去的食物热量已经高过所消耗的热量，肯定就会增肥。所以，在这个过程中，应该对食物有所选择和控制。

所以不要过于担心，只需对食物有选择，同时注意摄入量就可以了。在每次吃饭之前先喝一大杯水，有饱腹感之后再吃一些食物，这样会对保持身材和控制食欲都有帮助。

47. 练习瑜伽一定要出大汗吗?

每一个人状况不同，有的人汗腺比较发达，哪怕就走一走，或者稍微运动一下都会大汗淋漓。而有些人的汗腺分布本身没有那么庞大，同样的情况可能只是微微出汗。所以，在瑜伽练习中，其实不主张大汗淋漓，有一些微汗就可以了。

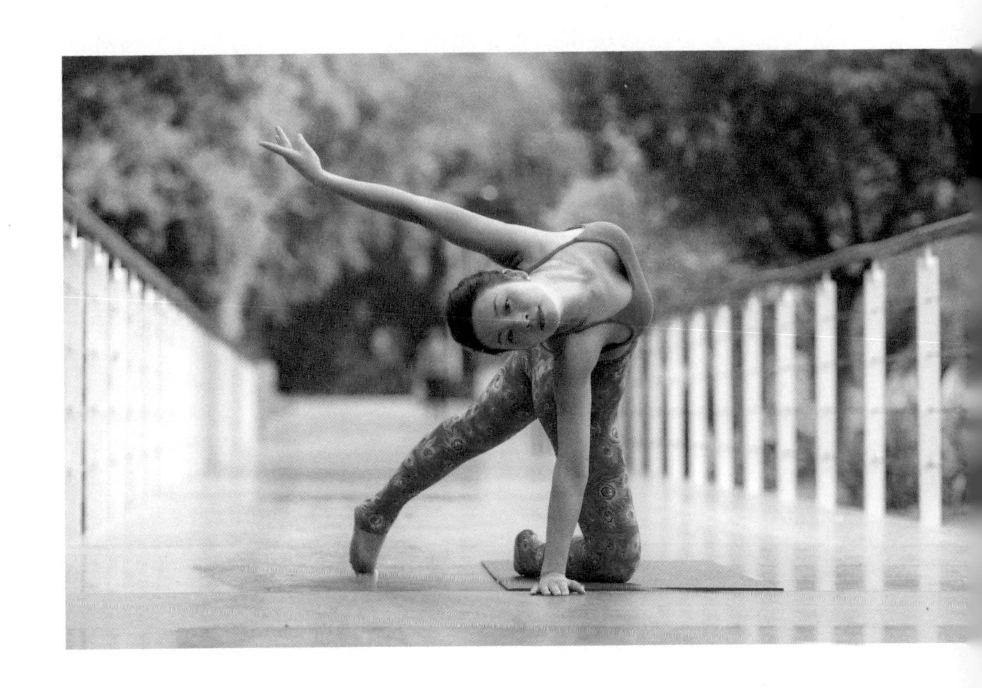

48. 长期练习瑜伽会使肌肉变得特别发达?

长期练习瑜伽一般不会使肌肉变得特别发达，反而可以改善身体的柔韧性、平衡性和稳定性。因为瑜伽强调的是身心和谐，而非肌肉的增大和发达。

瑜伽练习主要通过体式和呼吸控制来促进身体的柔韧性和稳定性。虽然在一些高难度的瑜伽体式中需要肌肉力量，但这并不是目的。相反，瑜伽更注重正确的对位、身体的放松以及内外的平衡。

如果习练者希望增加肌肉质量和力量，瑜伽可能不是最理想的选择。要增加肌肉可以考虑结合其他形式的锻炼，如力量训练和有氧运动等，这些可以有效地刺激肌肉生长和力量提升。

总之，长期练习瑜伽可以改善身体的柔韧性、平衡性和稳定性，但不会使肌肉变得特别发达。

49. 手臂越练越粗怎么办?

其实，在瑜伽的练习当中手臂越练越粗，可能只是肌肉处在一种酸胀状态。在练习瑜伽体式的过程中，比如，力量支撑这些体式，要注意一下发力点。如果发力点不对，可能导致代偿或者刺激到某些肌肉，长期处在一种酸胀或胀痛的状态。还有一种可能，如果发现练习瑜伽后手臂越来越粗，是因为增加了手臂的肌肉量或脂肪堆积。以下是一些帮助控制手臂粗壮的建议：

调整瑜伽练习：选择更注重柔韧性和塑形的瑜伽练习，而不是强调力量和肌肉的练习，避免过多的阻力训练和倚赖手臂的动作。

控制饮食：注意饮食的摄入量和质量，保持适度热量摄入，注重均衡营养。避免过多摄入高热量食物，尤其是油炸食品和高糖食品。

增加全身练习：将注意力放在全身的练习上，而不只是手臂。通过全身练习可以促进身体的均衡发展，避免手臂肌肉过度发达。

精确练习姿势：确保在瑜伽练习中正确执行每个动作。如果感觉手臂肌肉得不到足够拉伸和放松，可以尝试调整手臂的位置或选择更柔软的替代动作。

50. 为什么练习瑜伽后韧带越来越紧？

瑜伽练习可以增加肌肉的柔韧性和平衡力，为什么有些人在练习瑜伽后感觉韧带越来越紧，这可能与以下几个因素有关：

爆发力不足：瑜伽通常注重缓慢而流畅的动作，强调呼吸和静心。这种练习方式使得肌肉得到拉伸，但不会过度拉伸或产生爆发力。如果只进行瑜伽练习，而没有其他形式的活动来增加爆发力，可能会使韧带变得更紧绷。

错误的姿势或过度拉伸：在瑜伽练习中，正确的姿势非常重要。如果练习时姿势错误或过度拉伸，可能对韧带造成损伤或过度紧绷。因此，在练习瑜伽时务必确保正确的姿势，并避免过度拉伸。

个体差异：每个人的身体构造和遗传特点都不同。有些人天生韧带较紧，而有些人则相对较松。无论是哪一种情况，通过适当的练习和正确的姿势，都可以改善韧带的柔韧性。

如果感觉瑜伽练习后韧带越来越紧，建议注意以下几点：确保正确的姿势和技巧，避免过度拉伸或损伤韧带；在瑜伽练习外，增加其他形式的运动，如有氧运动或力量训练，以提高爆发力；适度进行拉伸练习，不要过度拉伸。

51. 为什么做后弯时腰椎会痛?

在瑜伽的体式练习当中，后弯和前弯都非常重要。在后弯的过程中出现腰椎疼痛，可能是腰部受到过度挤压。比如，在做上犬式时，针对腰部受到过度挤压问题，可以采用的一个方式就是用力收紧腹部，这样对腰椎是一个保护。人的椎节应该是向上拉，而不是在后弯中相互折叠。同样，做站立后弯时，如树式，体式中同样要求腹部处在向内收缩的状态，这是向内的力量。在这种力量下，脊椎沿着朝上拉伸和延展，就会避免腰椎受到过度挤压。

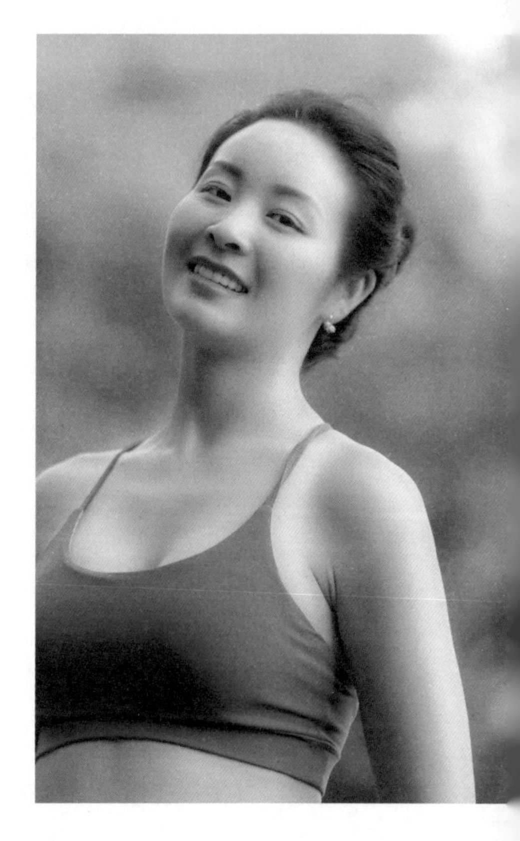

52. 盆骨高低位怎么办?

盆骨高低位是指盆骨的两侧高度不一致，可能导致姿势的不平衡和身体的不适。以下是有助于纠正盆骨高低位的方法：

平衡锻炼：进行一些针对盆骨和相关肌肉群的锻炼，以增强和平衡肌肉力量，包括针对骨盆稳定性的核心训练，如腹部、背部和骨盆底肌肉的加强。注意正确的坐姿和站姿，保持良好的身体姿势，避免长时间处在同一姿势下，需要的话可以使用支撑物或椅子来维持正确姿势。

物理疗法：物理治疗或按摩疗法可以帮助纠正盆骨高低位。正规的物理治疗师可以使用手法、拉伸和其他技术来调整盆骨位置，并提供相应的锻炼和建议。

穿合适的鞋子：选择合适的鞋子，确保足弓支撑良好，有助于脚部的稳定性和平衡，从而减少对盆骨的影响。

回到生活中，如果习惯单侧架二郎腿，站立的时候可能会发现盆骨的高低位置是不同的。观察鞋底，若发现鞋底某一侧磨损更严重，其实这就体现了站立时重心不平衡。

瑜伽中最讲究平衡。架二郎腿这个动作是单侧进行，做这样的姿势后一定要注意保持平衡的状态，左右脚调换一下。又比如

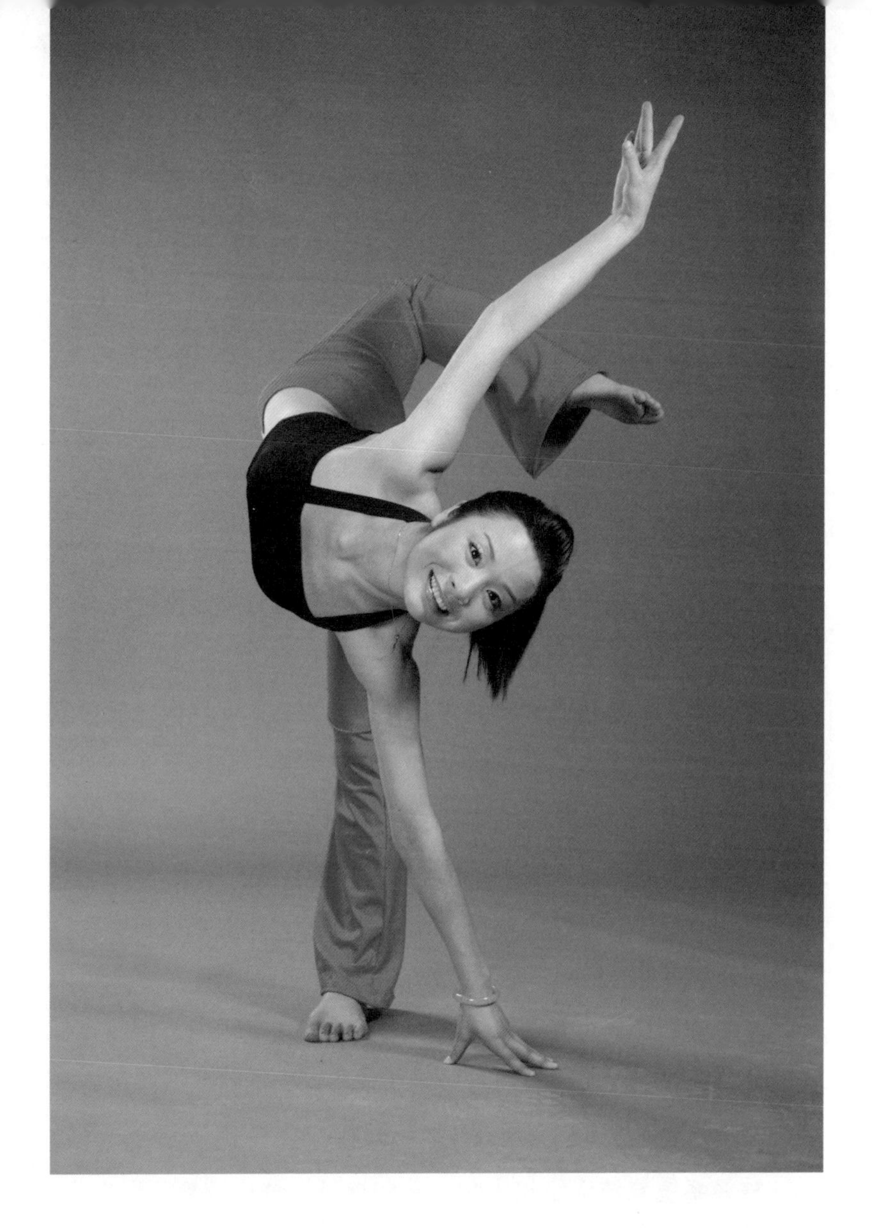

开车的人右脚不停踩刹车、踩油门，而左脚几乎不动。总是这样的一种状态，就会发现左右腿长度不同。所以，日常需要调整一下，让双腿适当放松，让身体回归自然状态，避免盆骨的高低位。身体的不良姿态其实是生活中的一些不良习惯造成的。

53. 脊柱侧弯是如何形成的？

脊柱侧弯，也称为脊柱侧凸或脊柱侧曲，是指脊柱在正常垂直轴线上出现侧向弯曲。它可以在胸椎、腰椎或胸腰椎过渡区发生。脊柱侧弯的形成可能与以下几个因素有关：

遗传因素：遗传因素被认为是脊柱侧弯的主要原因之一。家族中有脊柱侧弯病史的人更容易患上这种病症。基因突变和家族遗传模式可能对脊柱的发育和结构产生影响。

成长发育因素：脊柱侧弯通常在儿童和青少年时期开始发展。快速生长阶段中，脊柱骨骺尚未完全骨化，脊柱的结构和姿态容易受到外部力量的影响，从而导致脊柱侧弯的发生。

不平衡的肌肉力量：肌肉的不平衡或不正确用力可能导致脊柱的偏斜。例如，一侧肌肉过于紧张或强壮，而对侧的肌肉则较弱或松弛，这样就可能导致脊柱向一侧倾斜。

神经系统或结缔组织疾病：某些神经系统或结缔组织疾病，可导致肌肉和韧带的不正常发展，从而引起脊柱侧弯。

外部因素：长期姿势不正确、重复性动作或持重工作以及受伤可能对脊柱造成压力或影响，从而使脊柱发生侧弯。

需要注意的是，脊柱侧弯的具体原因可能存在个体差异。在教学中常会遇到有不同程度脊柱侧弯问题的学员。脊柱侧弯可能与小时候爬行少有一定的关联：

妈妈们都知道，宝宝生下来第一个月、第二个月的时候，头部都是非常柔软的。也就是说，宝宝把头转向一边，如果无外力帮助，宝宝是没有力量把头转过来的。然后，到了三个月左右，宝宝会翻身了。会翻身后，宝宝做的第一个动作——抬头。宝宝抬头其实是在强化颈椎周边肌肉群的力量。这个动作其实就是瑜伽中的简易蝗虫式。随后，在宝宝四个月到五个月的时候，会经常做挺胸的动作。类似蝗虫式脊椎上抬的这个动作，其实是在强化背部的力量。

当宝宝的背部有力量后，六个月左右就会坐了。宝宝之所以能够坐，是因为背部肌肉力量已经建立起来了。到七八个月的时候，宝宝就开始爬了。其实，这个简单的爬行动作是在协调整个背部的肌肉状态。但是有人会嫌地面脏，不让宝宝爬，而将宝宝一直抱在怀里。这样的做法是有问题的。

再往后，宝宝会一直做一个动作：下蹲。当宝宝不断下蹲的时候，腿部肌肉力量就建立起来了。接着，宝宝会扶着东西站立，扶着东西站立一段时间后，宝宝就会走了。

等宝宝上幼儿园，强制性坐在那里上一节课的时候，就会觉得很累，同时专注力会下降。但是因为有要求，宝宝必须坐在那里。这个时候，宝宝就会选择用手撑着桌子或者身体歪着，可能觉得舒服了一点。如果宝宝长期趴在桌子上或者歪在桌子上，脊椎就可能出现侧弯的现象。

54. 练习瑜伽呼吸方式不对，会不会有反作用力?

如果瑜伽呼吸方式不正确，容易对身体产生一些负面影响。以下是一些可能的反作用力：

缺氧： 错误的呼吸方式容易导致缺氧，即身体无法获得足够的氧气供应。这可能导致头晕、乏力和注意力不集中等。

呼吸困难： 不正确的呼吸方式容易使习练者感到呼吸困难或不舒服。例如，过度用力吸气或屏气，可能导致紧张和不适。

增加心率和血压： 如果呼吸方式不稳定或过度用力，可能导致心率增加和血压升高。对于一些人，尤其是患有心血管疾病如高血压的人，这须特别注意。

精神紧张： 错误的呼吸方式可能导致精神上的紧张和焦虑。正常的瑜伽呼吸可以帮助放松身心，错误的呼吸方式会产生相反的效果。

正确的瑜伽呼吸非常重要，可以帮助调节身心状态、平衡神经系统，提高练习的效果。如果习练者发现自己的呼吸方式不正确，最好寻求专业指导，找经验丰富的正规瑜伽教练。他可以帮助纠正错误的呼吸方式，并提供适合个人情况的呼吸技巧。

55. 练习呼吸法的时候为什么肚子会咕咕叫？

当练习呼吸法时，肚子咕咕响的原因可能有以下几种：

胃肠蠕动：咕咕声通常是由胃肠蠕动引起的。深呼吸或通过慢而深的呼吸来放松身体时，这些运动可能刺激肠道的蠕动，从而产生咕咕声。

气体移动：深呼吸时，气体会进入和离开肺部，并在呼吸道中移动。这可能导致气体在消化系统中移动，产生咕咕声。

饮食因素：某些食物或饮料可能引起胃肠道中气体的积聚，出现咕咕声。例如，碳酸饮料、含有大量纤维的食物以及产生气体的食物（如豆类）可能增加咕咕声出现的频率。

放松状态：深呼吸和放松练习时，身体进入一种更加放松和平静的状态。这种状态下，更容易注意到胃肠道的活动和咕咕声。

咕咕声通常是正常的生理现象，不必担心。然而，如果咕咕声伴有其他症状（如胃部疼痛、消化不良等），或者持续时间较长且频繁出现，应咨询医生，以排除潜在的胃肠问题。

56. 什么是有氧运动和无氧运动?

有氧运动和无氧运动是两种不同的运动类型，它们在身体能量供应和训练效果上有所不同。有氧运动是指以中低强度、较长时间进行的运动，其特点是需要较多的氧气来支持肌肉活动。这种运动主要通过增加心率和呼吸频率，促进氧气的摄入和利用，提高心肺功能。常见的有氧运动有慢跑、快走、骑自行车等。

无氧运动则是以高强度、短时间为特点的运动，其中的活动强度超过了身体所能提供的氧气供应。无氧运动主要通过短时间内大量肌肉收缩，而不依赖氧气来产生能量。这种运动可以增强肌肉力量、提高爆发力和速度。常见的无氧运动包括力量训练、高强度间歇训练、蹦床训练等。区分有氧运动和无氧运动的关键是身体在运动过程中是否需要氧气来供应能量。有氧运动注重持久性和耐力，通过长时间的运动来提高心肺功能；无氧运动注重短时间内的高强度动作，用于增强肌肉力量和爆发力。

综合进行有氧运动和无氧运动可以获得更全面的身体健康效益。根据个人的目标和需求，依据兴趣和身体状况选择适合的有氧运动和无氧运动，并在适当的时候进行综合训练。

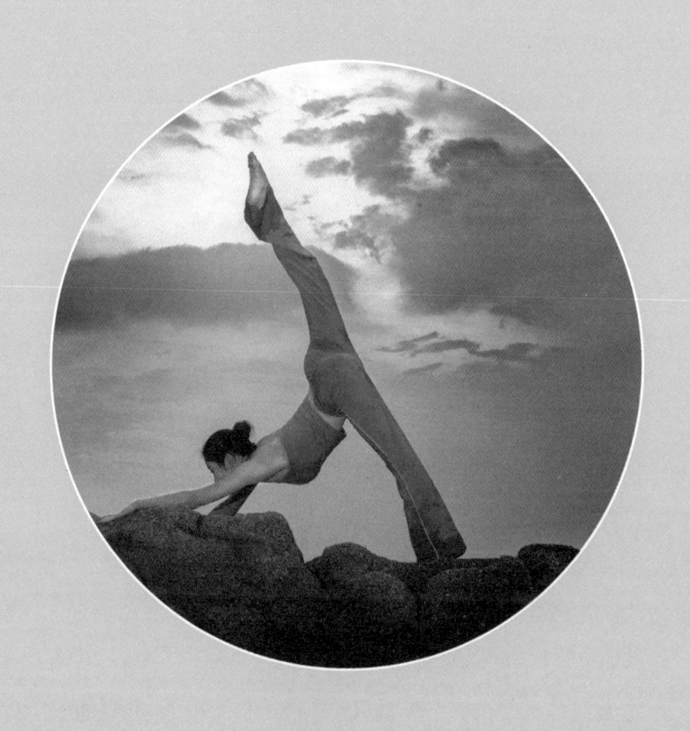

第三辑

瑜伽技术理论

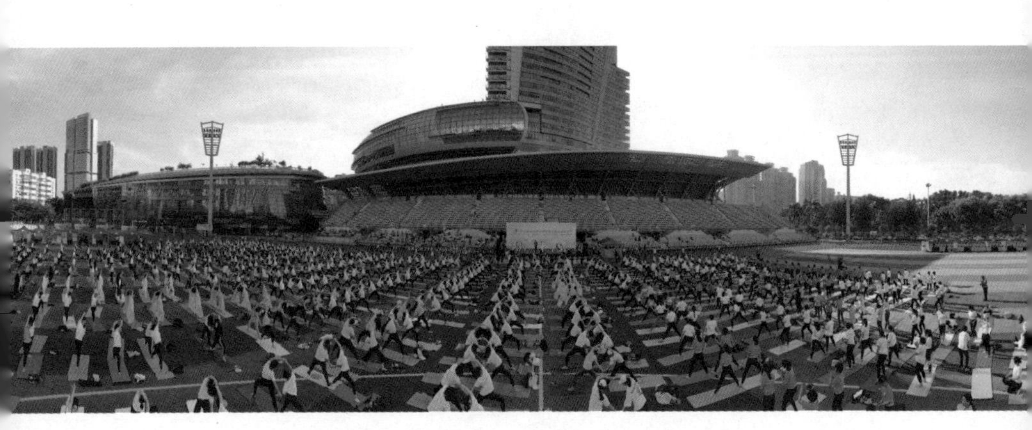

第五届深圳瑜伽节现场（琳子策划举办）

57. 什么是瑜伽的呼吸法？

有气质是对一个女人形象最好的评价，气度不凡是对一个男人形象最佳的褒奖，这里有“气”的概念。中国人在说祝福语的时候会说福气、贵气、运气、气场。这些都跟呼吸有关。

人从出生到死亡一直在呼吸。小孩会变成青年，青年会变老，会生病，身体会变弱，大部分事情都会变。但不管发生什么事，每个人都必须呼吸，不论快乐或不快乐、年轻或年老、成功或不成功，做什么都无关紧要，只有一件事是确定的，必须呼吸。

呼吸会是一种持续不断的流动，不可能有间隙。不是人在进行呼吸，而是呼吸在自然进行。睡着了，呼吸还是继续着。无意识了，呼吸还是继续。陷入昏迷，呼吸也是继续。

呼吸不断在你与身体之间架起桥梁，将你与你的身体连接起来。呼吸不只是你与身体之间的桥梁，还是你与宇宙之间的桥梁。

呼吸是联系生理和心理的桥梁，是了解生理状况和心理状况的窗口。正常的呼吸是人身心健康的基础，也是瑜伽修炼的灵魂。一些人偏离正确、健康生活法则越来越远，于是生理、心理的疾病和问题越来越多。这种偏离表现为呼吸的失衡和紊乱。正如瑜伽所言：改变呼吸就改变了身体，改变呼吸就改变了心灵，改变呼吸就改变了命运。因此，认识呼吸的重要意义和掌握正确的呼吸方法是瑜伽修炼的当务之急。

在进行呼吸法时，意识必须集中于呼吸，就像母亲怀着爱心、关怀着孩子的一举一动一样。在进行瑜伽呼吸法之前，必须通过体位法来锻炼肺、横膈膜、肋间肌和膈肌，以便进行有韵律的呼吸。意识始终同呼吸一体，意识指导呼吸将吸入的气息通过有关渠道分配到全身，呼吸最终通达内在的自我，意识的作用就在于把内在的自我呼吸、身体连起来。

普拉那雅玛，即调息。普拉那 (prana) 既指呼吸的气息，也指生命之气息，即生命的能量。雅玛 (yama) 的意思是控制。普拉那这条纽带的一端连着心灵，而另一端连着呼吸，通过这样的联系方式，心灵、普拉那和呼吸三者互相影响。

人体的生命之气可分为以下五种主要部分：

普拉那（prana）：确切来说，指与神经网、肌肉群有联系的普拉那。它能使肺部与主发音器官以及其他器官活动旺盛起来，凭借这种普拉那的力量，人的呼吸过程才能自动进行。

阿帕那（apana）：位置在肚脐区域之下，其作用是专向双肾、大肠、生殖器官和肛门提供能量。

萨玛那（samana）：位于肚脐和心脏之间，调节身体的平衡度，给整个消化系统以动力，并控制这个系统。

乌达那（udana）：影响和控制身体自喉部以上的部分，如眼、耳、鼻等。

瓦雅那（vayana）： 遍布人的全身，激发四肢的活动，调节和控制人身的整体运动，并和其他普拉那部分共同协作。

58. 常用的呼吸法有哪些?

瑜伽呼吸包括三部分:

吸气: 吸入新鲜空气，使肺部、身体的每个细胞充满纯净的氧气;

呼气: 排出体内二氧化碳，清除肺中废气;

屏息: 是吸气和呼气间正常的停顿，分为两部分，即吸气后屏息(内悬息)和呼气后屏息(外悬息)。

常用的瑜伽呼吸法包括:

腹式呼吸: 仰卧，把左手或右手轻放在肚脐上，吸气时把空气直接吸向腹部。如动作正确，手会被腹部抬起，吸气越深，腹部抬得越高。随着腹部扩张，横膈膜就向下降。呼气时，腹部向内，朝脊柱方向收。

胸式呼吸: 挺直腰背坐着，深深吸气，但不要让腹部扩张，代替腹部扩张的是把空气直接吸入胸部区域。胸式呼吸时，胸部区域扩张，腹部应保持平坦。吸气越深，腹部向内，朝脊柱方向收入。吸气肋骨向外向上扩张，呼气肋骨向下并向内收。

完全式呼吸: 结合胸腹式呼吸，轻轻吸气，首先吸向腹部区域。在这个区域鼓起的时候，就开始充满胸部区域的下半部分，然后再充满胸部上半部分。尽量将胸部吸满气，使其扩张到最大程度，双肩又略微伸直，腹部向内紧收。呼气，首先放松胸部，然后放松腹部，用收缩腹部肌肉的方法结束呼气。

氧气充满整个肺部，供身体的需要。将二氧化碳呼出体外，清除体内毒素。横膈膜上下移动，犹如在温和地按摩内脏器官，促进脏腑的血液循环，增强其功能。瑜伽的呼吸训练方法，旨在深层吐故纳新，有助于提升人体的生命之气。由于增加氧气供应，使血液得到净化，肺部组织更强，从而增强了抵抗力。胸隔膜和横膈膜功能都得到发展和增强，活力与耐力均有增长。

喉呼吸：喉呼吸是最重要、效果最奇妙和使用范围最广的瑜伽功法之一，做起来却很简单。大部分人都能做喉呼吸，完全不受调息功法程度深浅的限制。任意时候、任意姿势都可以兼练喉呼吸，坐着、躺着都可以练。不同的习练者可能用略有不同的方法练喉呼吸。基本上喉呼吸都是通过两鼻孔呼吸，却能使习练者感觉是在用喉头来呼吸。这种效果是由于收缩喉头声门产生的，许多瑜伽习练者同时把舌头向上和向后方翻转，让舌头的底部顶着口腔上颚的后部。

喉呼吸做得正确时，每次吸气能听到像“萨”的声音，每次呼气能听到像“哈”的声音。声音和婴儿睡眠呼吸声或轻微鼾声相同。做喉呼吸的时候，呼吸通常是比较深的，尽管连极为轻浅的呼吸也可以用喉呼吸的方式来做。喉呼吸可以和清理经络调息功法以及其他功法，包括各种收束、契合功法等一起配合着做。

59. 什么是瑜伽呼吸控制法?

瑜伽呼吸控制法是指通过控制呼吸，调整呼气、吸气和屏息的频率与速度，逐渐减慢呼吸的速度，达到完全的平静。这种呼吸方法叫瑜伽呼吸控制法。瑜伽学者常常形容呼吸就是吸入生命之气，呼吸调整可以控制体内的能量流动，平衡身体。同时，洁净呼吸系统，排出体内毒素，达到思想纯净的状态。

正常成人的呼吸，每分钟大约在 17~24 次。假设能够将自己的呼吸频率控制在每分钟吸气和呼气在 10 次以下，会出现什么结果呢？就是想要激怒你，或许就是一件非常难的事情。瑜伽呼吸控制法的功效就是加强对吸入体内气体的控制和利用，能控制呼吸就能控制情绪。更重要的是，调整人体内经络中生命之气的运行和平衡流通，能起到平和身心的作用，并能集中注意力。

呼吸控制法与深呼吸是两个不同的概念。呼吸控制法目的是通过大脑有意识地控制神经系统，要在完全放松且没有进行肌肉运动的时候进行。深呼吸是一种非自主的呼吸，通过吸入大量氧气，呼出积聚在血液中的二氧化碳来缓解疲劳。高级习练者完整的吸气：屏息：呼气时间比为 1：4：2。呼吸控制法练习的时候要收回意识，闭眼；而深呼吸没有屏息，无须闭眼。屏息应该是深

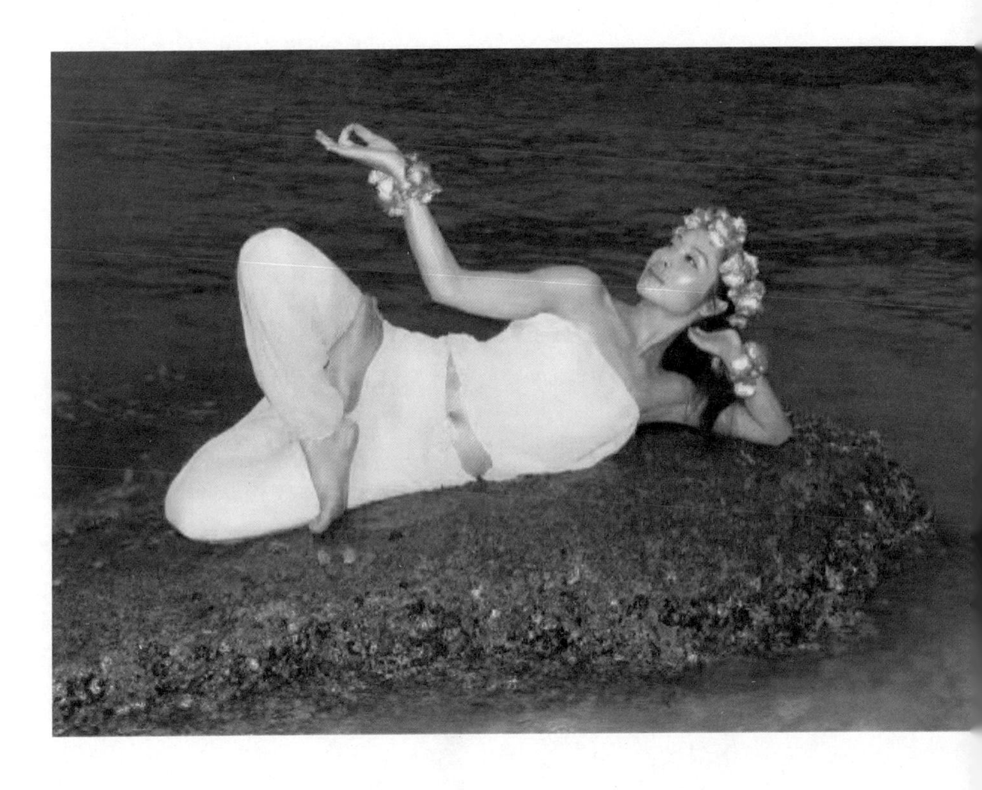

长而不费力的。初级习练者不要求屏息（以防出现身体缺氧而导致眩晕），且呼气和吸气的时间比例达到 1 : 1 就可以了。

做呼吸控制法时，下腹和骨盆的肌肉要稍稍收紧，避免下腹部器官充血。

以下是几种常用的瑜伽呼吸控制法：

清凉调息：舒适打坐，背部伸直，双手放在两膝上，张开嘴，把舌头伸出一点，卷成一条管子，通过舌头小管吸气。把舌头当作一条吸管，吸入空气，能听到和感到清凉的空气经过舌头，沿气管向下送。吸气应缓慢深长，吸满空气后，闭上嘴巴，悬息。

把头向前放低，悬息数 1 到 4 之后，抬头。接着慢慢通过鼻孔呼出空气，最好用喉呼吸方式。这是一个回合，共做 25 个至 50 个回合。

风箱式调息：如同铁匠的风箱那样，放松身体，舒适打坐，开始时呼吸应快速，但也不要用力过猛。用大拇指盖住右鼻孔，做腹式呼吸，急速、有节奏、有力地连续吸气和呼气，让腹部扩张和收缩，做 20 次呼吸。然后，盖住左鼻孔，重复做腹式呼吸 20 次。这样做完了一个回合，休息一分钟，再做第二个回合。

圣光调息：舒适打坐，合上双眼，始终放松，不要使劲，像风箱式那样做腹呼吸。不同处是，使劲做呼气的过程，而吸气必须慢慢自发进行。每次呼气之后，只做一刹那的悬息，然后慢慢吸气，接着做一次呼气，尽量呼出肺部的空气。完成一个回合，再做 2 个至 5 个回合。

经络调息：

第一阶段：舒适打坐，背部伸直，双手放在两膝上，呼吸交替通过左右鼻孔进行调试，以平衡左经和右经中生命之气普拉那的流动。初级功法：首先用大拇指闭住右鼻孔、通过左鼻孔吸气，接着闭住左鼻孔、通过右鼻孔呼气。其次，通过右鼻孔吸气、再闭住它通过左鼻孔呼气。这是一个回合，可做 25 个回合。高级功法：在吸气和呼气之间、之后都要悬息。用左鼻孔吸气、悬息，用右鼻孔呼气、悬息；用右鼻孔吸气、悬息，用左鼻孔呼气、悬息。此为 1 个回合，做 25 个回合，这种清理经络调息法对心身有益。总之，练好调息法，为练瑜伽冥想法做好准备。

第二阶段：左鼻孔吸气—右鼻孔呼气，右鼻孔吸气—左鼻孔呼气。

第三阶段：左鼻孔吸气—悬息—右鼻孔呼气，右鼻孔吸气—悬息—左鼻孔呼气。

第四阶段：左鼻吸气—悬息—右鼻呼气—悬息，右鼻孔吸气—悬息—左鼻孔呼气—悬息。

60. 什么是瑜伽收束法?

练习瑜伽的呼吸法，一定要配合上相应的收束法来进行。否则，呼吸带来的身体内的能量会变得混乱无序。瑜伽呼吸法的选择一定要针对习练者的实际情况（身体状况、性格情绪状况），这就需要瑜伽老师有丰富的瑜伽经验和洞察能力。

收束法，即班达，意为“约束控制、封锁封印”。它是瑜伽中特有的练习方法之一，含有收缩、束缚的意思。班达可以使人聚敛散布在体内各处的气息能量，从而产生更多的人体能源。这些能源可使人体更加有效地利用身体的功能资源。传统瑜伽把收束法归为契合法练习，收束法也被广泛地应用于调息和契合练习中。

瑜伽的收束法是瑜伽练习中的一种封锁法，主要的用途是要把调息获得的生命之气或身体能量密封起来。收束法还能疏导这些能量，使之为身体的重要器官提供养分，比较明显的效果体现在增加体能和活力上。经常练习收束法可以帮助身体和大脑恢复活力。独立练习收束法，需要在屏息的时候进行。

会阴收束法，是在吸气的同时开始。收腹收束法，是在呼气的同时开始。收颌收束法，则是吸气呼气皆可。在阿斯汤加瑜伽练习中使用的收束法，则是在悬息的同时进行。悬息只会出现在吸气之后，停顿时间不会超过 1 秒，以此来带动身体能量的聚集控制。

收束法的作用：一是避免能量混乱而耗散；二是将能量运送到需要的部位；三是刺激特殊的腺体与召唤相关脉轮。

收束法封锁住身体向外部的开口，控制人体内的生命之气不向外流失，积聚于体内，形成某些类型的压力或力量，从而借助这一力量达到某些目的。最终的目的是将生命之气导向到中经，用以唤醒能量。有些瑜伽习练者在进行瑜伽冥想之前用它作为预备功。

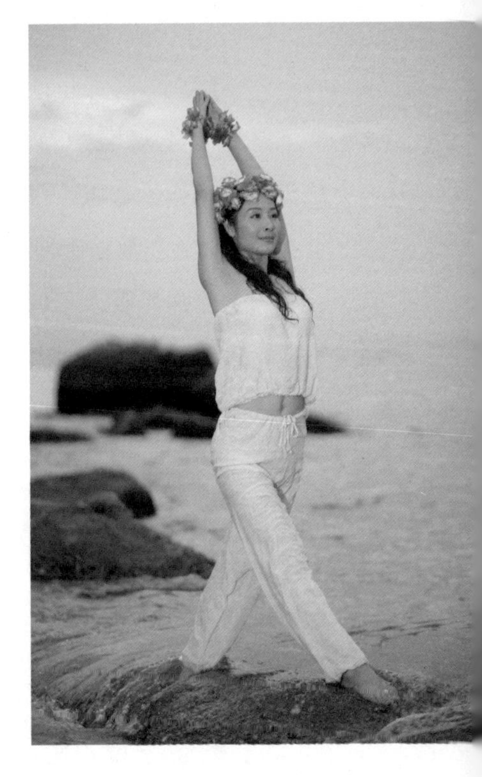

收束法可增进人体消化系统中各器官的活动。这些内部活动的结果，能够消除并治愈消化系统的疾病。如配合好“内压呼吸收束”，能够调理消化不良等。收束法还会对内分泌腺产生影响，促使器官增加活化运动，这些内部活动使得内分泌改善。

通过练习收束法，人体的 16 个重要部位会被控制。这 16 个重要部位是手指、手腕、手肘、手臂、肩膀、下颚、胸椎、腰腹、髋关节、膝盖、脚踝、脚趾、大腿、喉咙、会阴、肛门等。通过内外各呼吸法，可以将身体这些不同的部位，通过系列体式练习，进行控制收缩和释放，从而达到控制气血流量，刺激和支配这些器官的神经。

基本的收束法介绍：

（1）收腹收束法

主要功效：强健深层腹肌；按摩腹部器官；改善肾脏、脾脏、胰脏和肝脏的功能；促进消化，增进食欲；缓解便秘；消除疲倦；减轻焦虑，安定情绪。

【动作】

——站立，两脚分开舒适的距离，两膝微弯。

——上身从腰部开始前倾，双手放在大腿上，手指向内。若感觉这个动作不舒服，可以调整手指方向，直到舒适。尽量用双臂支撑身体，以放松腹部。头部稍微向下。

——先深深吸入一口气，然后慢慢彻底呼出。当肺部空气已出尽，再通过鼻孔迅速喷气 2~5 次，确定整个肺部的空气已完全排空。

——闭气悬息，尽力将腹部肌肉向内、向上收缩，直到准备好再次吸气。

——慢慢地松开腹肌，然后直立并抬头，深缓并有控制地吸气。休息，直到呼吸恢复正常。

——重复 2~5 次。

降低难度法：刚开始练习的时候，只需保持腹部收缩几秒钟，然后慢慢延长保持的时间。

增加挑战法：在第 4 步保持屏气并将腹部向内、向上收缩后松开，然后再次把腹肌向内和向上收。交替内收和松开的动作，直到有点想要吸气为止。接着松开收缩，站起来，吸气。

【提示】

——患有心脏病、高血压和溃疡的人以及孕妇不要练习收腹收束法。

——只要空腹，任何时间都可练这个技法。不过，练收腹收束法最好的时间是在早上起床排便以后。

——屏气后，不要等到非吸气不可时才猛烈地吸气，应该预留几秒让自己能从容地吸气。

（2）会阴收束法

主要功效：预防或减轻小便失禁；减轻便秘和痔疮；促进分娩后产道的恢复；预防和减轻生殖系统紊乱；控制情欲；协助成功地练习生命之气的操控技法。

【动作】

——以舒服的姿势站、坐或躺，合上双眼，放松，把意念集中在会阴部。

——对会阴部的肌肉做细微的收缩，自然呼吸。在舒适的范围内保持收缩，时间随意。

——短暂地放松。

——重复练习 5~10 次。

【提示】

——做好这个练习，必须非常专注地感受会阴收缩的“触发点”，除了感受其肌肉的收缩，还得在心意上碰触此处。为了更容易把注意力集中在会阴收缩的“触发点”上，可以盘腿打坐，一个脚跟紧紧顶着会阴。

——如果感觉这个技法太难，也无须担心，因为练习更简单的提肛契合法和能量运行契合法，也能达到此技法的大部分功效。

（3）收颔收束法

“扎兰达拉”的意思是“把下巴紧靠在胸膛上”，即“收颔”。有坐式和站式两种收颔法。

①坐式收颔法

【动作】

——选择一种能使两膝稳固靠落地面的瑜伽坐姿打坐。最好的姿势是莲花坐或至善坐。提醒一点：可以坐在一块小蒲团（垫枕）上，这样能使身体略向前倾，从而使两膝更稳固地靠躺在地面上。换言之，把小垫枕放在臀部的后半部（即脊柱的底部）。只有在非用不可的时候，才用一个加稳垫来帮助，因为不用加稳垫做这个功法，收效会更好。

——把双掌放两膝上。

——放松，双眼做 90% 的闭合。

——深深吸气，悬息（这种功法也可以和呼气一起做，即呼气之后悬息）。头向前方弯下来，把下巴紧紧抵着胸骨。

——两肩稍向前耸一点，伸直两臂，让两肘挺直不动。

——两手掌应紧握或紧压两膝。

——保持这种姿势，直至不能舒适地悬息为止。

【提示】

——不要勉强用劲，勉强用劲会感到劳累。

——从这个姿势恢复到原先的做法是：同时放松双臂和双肩，停止下巴向下抵的动作，慢慢抬起头部（如果在呼气之后做这个收束法，就要慢慢地吸气）。当头伸直时，呼气。这是一个完整的回合。

——做 3~12 个回合。每次静坐练习不要超过 12 个回合。可以在瑜伽冥想前单独做收颔收束法，将它和调息及其他收束法配合着练，效果更好。

【益处】

收颔收束法对于人的机体和心灵会产生更为广泛的效果。它使心搏减缓，对甲状腺有按摩作用，从而改进其功能。整个身体都会因为功效增强而获益。它有助于消除愤怒和紧张忧伤的心情。尤其是和调

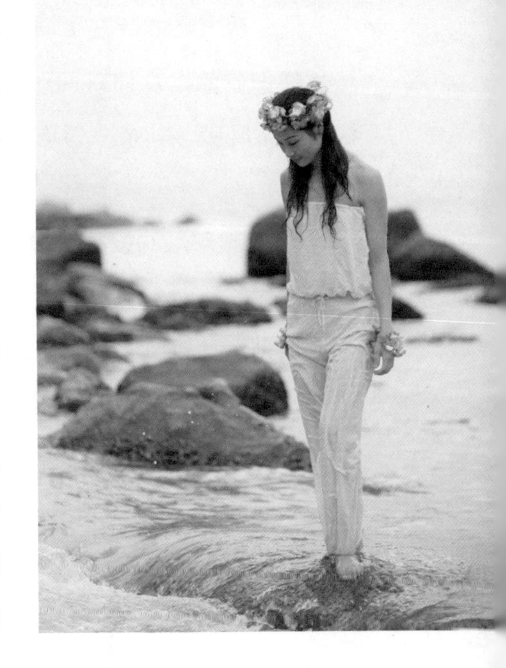

息、会阴收束法、收腹收束法及其他功法一起练时，有助于唤醒能量。

【警告】

那些患有头颅内部压力（颅内压）症状和有心脏疾病问题的人只有经医生同意之后才可以做这个功法，而且还应非常小心。另外，当头部抬起或放下而构成收束姿势时，最好不要呼吸，头部伸直时才能呼吸。

②站式收颔法

【动作】

——开始：站立，两脚分开大于半米，两腿微屈。

——上身向前倾，把双手放在两膝的上方。

——吸气（或呼气），在做内（或外）悬息时，按照坐式收颔法那样做收颔法。伸直两肘不动，双肩稍微驼起。然后放松收颔法，正常呼吸（其余一切均和坐式收颔法完全一样）。

（4）腹部滚动按摩（瑙力法）

腹部滚动按摩有四个阶段或四种变体。这些变体不容易学习，通常要几个星期，有时还需要几个月才学得会。但是，即使在学习阶段也能体会到功法的益处，所以习练者不要气馁。

和收腹收束法一样，腹部滚动按摩也分为站式和坐式两种。请用和收腹收束法基本上相同的方式，来做这些腹部滚动按摩练习。

【动作】

第一阶段：像做收腹收束法那样，做站姿（或坐姿）。呼气，做收腹收束法，即把腹部肌肉收起提高。但是，收腹时，同时收紧腹肌，并用力将它推向前（如果感到拱背有帮助，可以微微拱起背部）。这就会分离腹肌，使腹部中间形成一道肉脊。

第二阶段：从站姿（或坐姿）开始，上身微向右方弯曲，右手紧按右大腿（如果是坐姿，右手就紧按右膝）。做收腹收束法练习，同时收紧腹部肌肉，把它向前推，并向右方推，从而在腹部的右方形成一道肉脊。

第三阶段：和第二阶段大体一样，只有一点不同，就是把收紧的腹肌分离在左边。

第四阶段：只有在学会左、右边腹部肌肉分离法之后，才能够学第四阶段，这个阶段是最困难的收腹收束法变体练习。这个练习法是滚动式的收缩腹部的肌肉，形成横过腹部的循环动作，从腹部一边渐至另一边，又从那一边滚动过来（即从右到左，再从左到右，如此往返）。这个练习在初期阶段可以这样开始，先用髋部做一些缓慢的圆形旋转或扭转动作。一旦形成了节奏，就引导圆形旋转动作移到腹部肌肉上。

【益处】

本收束法除了按摩效果比收腹收束法更强之外，益处和收腹收束法一样。

【警告】

应注意的方面和收腹收束法相同。

（5）大收束法

大收束法有几种不同做法，这里介绍两种：

【第一种做法】

按一种舒适的瑜伽姿势坐着，最好是至善坐或莲花坐。闭上眼睛，放松休息。深深吸气，然后做收颔收束法。在悬息做收颔收束法的同时，意守眉心，或意守中经，自由选择。甚至还可以像瑜伽师那样选择意守特定脉轮的做法，逐一意守下列三个脉轮：根轮、脐轮和喉轮。

如果在冥想中意守这些脉轮，每个脉轮意守几秒钟，然后意守接着的脉轮。意守喉轮之后，再从根轮开始。习练者能悬息多长时间，也就坚持意守脉轮多长时间。然后放松收颔收束法，慢慢呼气。这是一个回合。重复这个练习，做十个回合。不要太用劲而让自己感到劳累。

【第二种做法】

按第一种做法的姿势打坐。放松，闭上双眼，深深吸气。然后深深呼气，悬息。做收颔、收腹和会阴三种收束法，以不感到费劲为限度，能悬息多长时间就坚持做这三种收束法多长时间。

在悬息和做这三种收束法的同时，意守大收束法第一种做法中所讲的脉轮（意守的方法程序与第一种做法相同）。无法继续悬息下去时，放松会阴收束法、收腹收束法和收颔收束法（按此顺序），慢慢吸气（这是一个回合）。最多可做十个回合。

【益处】

大收束法对于使人进入适宜做瑜伽冥想的状态帮助极大。请参阅会阴收束法、收颔收束法和收腹收束法的益处。

【警告】

在没有把有关的三个练习逐一习练纯熟以前，不要试图做这个练习。还有，请务必参看会阴收束法、收颔收束法和收腹收束法的警告一项。而且任何情况下，都不要过于用力。

61. 什么是冥想?

冥想是一种通过专注和意识来培养内心平静和清晰的练习。它是一种精神修炼的方法，旨在超越思维的嘈杂和外部环境的干扰，使人们能够观察和了解自己的内心。

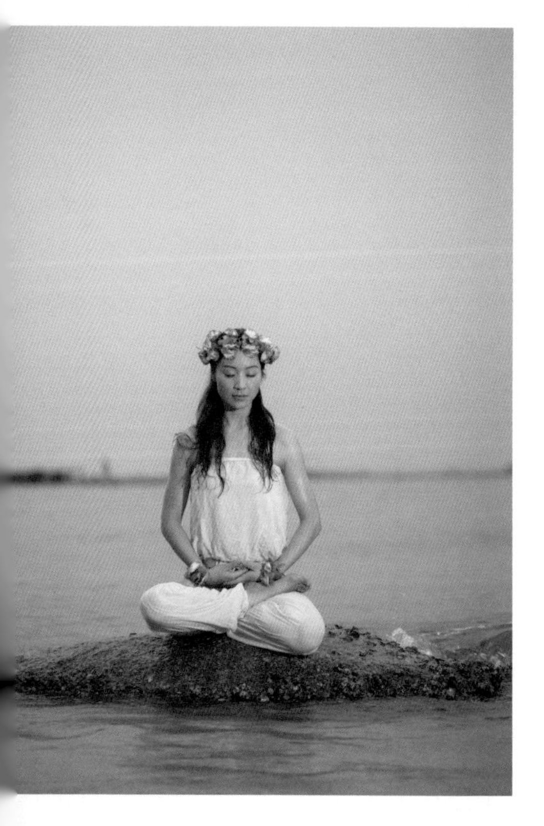

冥想通常包括以下要素：

坐姿：在舒适的坐姿中进行冥想，可以选择跏趺坐、盘腿坐或使用椅子等姿势。重要的是保持身体直立但放松，让呼吸顺畅。

注意力集中：将注意力集中在一个对象上，如呼吸、身体感受、声音或特定的冥想对象（如内观冥想中的情绪或感觉）。当思绪漫游时，回到注意力的焦点上。

静观：以观察者的角色看

待自己的思绪、感受和感觉。不加评判地接受这些经验，而不是被它们所困扰。

深呼吸：通过缓慢、深沉的呼吸来放松身心，调整呼吸节奏有助于平静思绪和放松身体。

冥想的目标是培养内观和意识，使人们能够看到自己内心的思想、情绪和感受，并以客观的方式对待它们。通过冥想，人们可以提高专注力、减轻压力，增强内心平静、改善情绪和增强意识。

在瑜伽八支中提到过冥想。怎样才是冥想的状态？通俗来讲，正常人会有三种状态：第一种状态是清醒着；第二种状态是睡着了；第三种状态就是这种冥想的状态，外在看上去好像睡着了，但是意识完全是警醒的。

这里提到了一个词叫警醒。什么是警醒呢？比如，妈妈带着孩子在户外玩耍，这个时候突然过来一辆车，妈妈就会一把将孩子给抓过来。她做的这个动作是没有经过大脑思考的，是本能做出的反应。这样的一种状态就是警醒。持续地练习冥想就能够获得内心的安定、平静和警醒。

62. 减压冥想有什么益处?

减压冥想有许多好处，以下是一些常见的好处：

缓解压力和焦虑：减压冥想可以帮助释放身体和心理上的紧张感，减轻压力和焦虑。通过专注呼吸、放松身体和舒缓思绪，可以平静情绪，提升心理健康。

改善睡眠质量：减压冥想可以帮助调整身心状态，降低入睡难度，提高睡眠质量。通过冥想放松大脑和身体，减少思绪纷扰，有助于更深入地休息和恢复精力。

提高专注力：减压冥想可以锻炼专注力，增强思维清晰度和提高工作效率。通过训练将注意力集中在当下的呼吸或感觉上，可以提升专注力，并减少分散注意力的干扰。

增强内心平静和幸福感：减压冥想可以培养内心的平静和宁静，提高心理抗压能力，增加幸福感和满足感。通过观察和接纳当前的内在体验，可以培养对自己和周围环境的积极态度。

强化自我意识和自我认知：减压冥想可以帮助习练者更深入地了解自己的思维、情绪和行为模式。通过观察内心的变化和反应，增强自我意识，有助于发展更健康、积极的生活方式。

总之，减压冥想可以促进身心健康，提高整体幸福感和生活

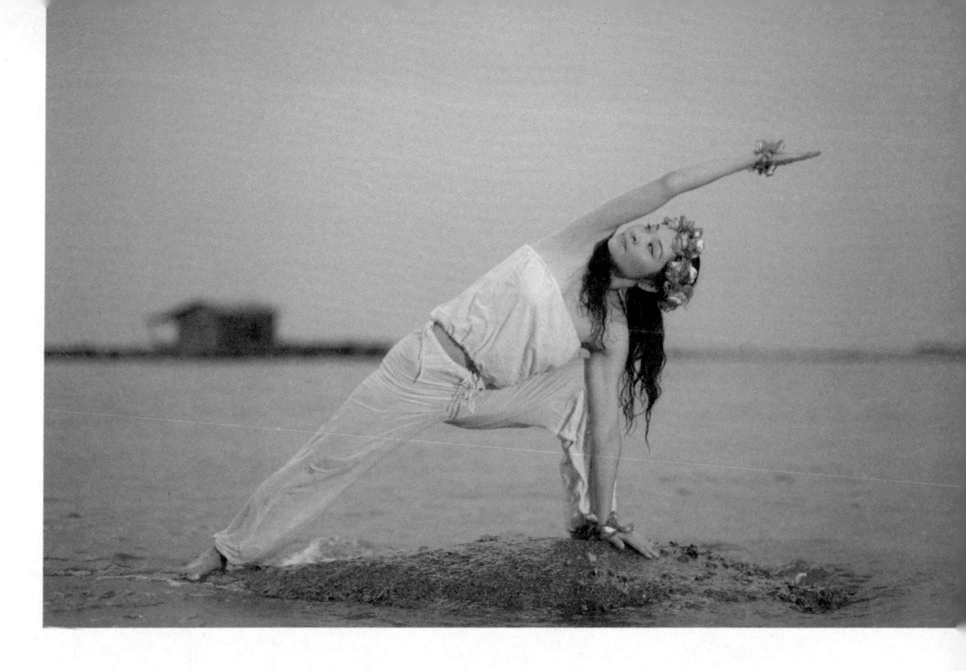

质量。冥想带给习练者的益处，不仅是身心的，还包括灵性的升华。人生活在三维空间中，但是冥想状态下可以连接更高维度的智慧。

减压冥想适合大多数人习练。无论是面临工作压力的白领，还是学生、家庭主妇、退休人员等，都可以从中受益。减压冥想可以帮助人们放松身心，缓解焦虑和压力，提高专注力，增强内心平静和幸福感。

尤其对于那些经常感到紧张、疲倦或情绪波动较大的人，减压冥想可以帮助恢复平衡，提升自我认知和情绪管理能力。同时，减压冥想也适合想提升自我意识、发展内在潜力和寻找生活更多意义的人。

注意，必须在专业人士的指导下进行减压冥想。

63. 冥想的练习方法有哪些?

冥想的练习方法有多种，主要是根据嗅觉、味觉、触觉练习。每个人感官的感受不一样，感官的能力也是不同的。比如，一个爱旅游的人，在描述一幅优美的风景画时，很容易进入冥想的状态。冥想有多种不同的练习方法，每种方法都有其特点和效果。

以下是一些常见的冥想练习方法:

正念冥想: 这是最常见和广泛应用的冥想方法之一。它着重观察和接受当前的经验，包括呼吸、身体感受、情绪和思考等。通过保持对当前时刻的专注，正念冥想可以帮助平静思绪、增强专注力和提升自我意识。

呼吸冥想: 这是将注意力集中在呼吸上的冥想方法。通过观察呼吸的进出，注意呼吸的节奏和感受，可以帮助放松身心、平静思绪，培养专注力和内心平静。

可爱慈悲冥想: 这种冥想方法旨在培养对自己和他人的友爱和慈悲心。通过发送善意和祝福的愿望，如“愿你安康、愿你快乐”，可以培养对他人的关怀和爱心，让情绪和心灵平静。

静观冥想: 这种冥想方法注重以观察者的角色看待自己的思绪、感受和感觉。通过观察而不加评判地接受内心的感受，可以培养内观和意识，提高对内在体验的觉知能力。

行走冥想：这是一种以行走为基础的冥想练习。通过缓慢而有意识地行走，将注意力集中在脚步、身体的动作和周围环境的感知上，可以帮助放松身心、增强专注力和提升觉知力。

以上只是一些常见的冥想练习方法，每个方法都有其独特的方式和效果。瑜伽课上还会用到一点凝视法、烛光冥想、动态冥想、语音冥想，可以根据个人喜好和需求选择适合自己的冥想方法，并持续练习，以获得更多益处和心灵的平静。

64. 冥想的步骤是什么?

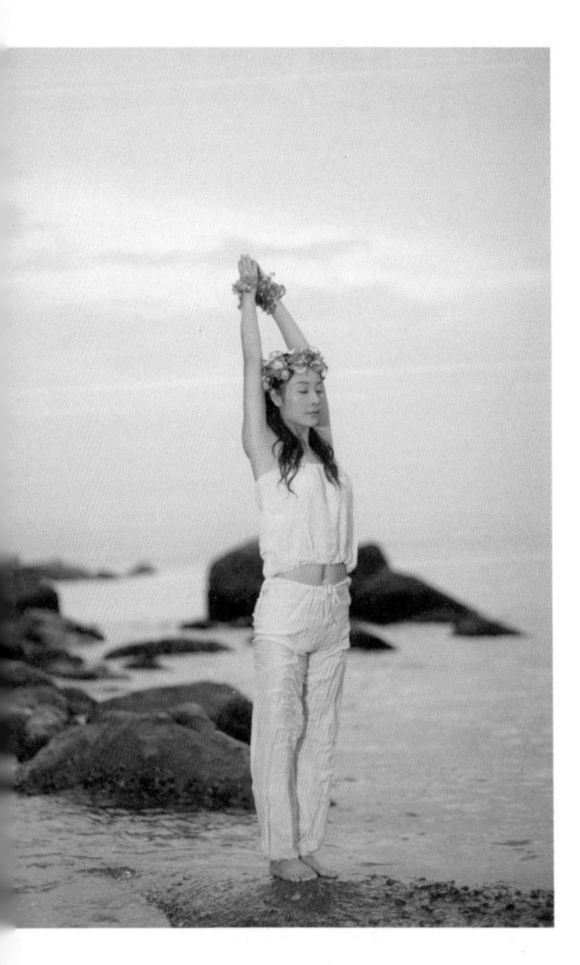

第一步：调身

练习瑜伽的体式在很大程度上其实也是在为做冥想打基础。但做一个体式，比如盘腿坐，很多人半个小时就已经腿麻了，那就没有办法进行更深层的练习。调身的过程就是让肢体舒服地长时间保持一个非常稳定的姿势，以便进入冥想状态。

第二步：调息

调息就是调整呼吸。呼吸在这个过程中也有很多变化，比如风向、喘向、气向和息向，还有呼吸的过程。从有声音到没有声音，到呼吸变得极精、极细的这个过程，习练者不断观察自己的呼吸，也就是调息。

第三步：调心

有些人一进入冥想就睡着了，这是昏沉心。

再就是散乱心，其实刚刚进入冥想的时候，就像放电影一样，一会儿这个镜头、一会儿那个镜头，一会儿这个来、一会儿那个去，此时的习练者就处在一种散乱心的状态下。可以假设自己是坐在电影院里的一个观众，这些来来去去的画面就像是看电影一样，让它们自然地来去。不要抓着好的不放，也不要抗拒坏的，好坏都让其自然地来、自然地去。那自己像什么呢？自己就像一个观众或者看客，任凭自然来去就可以了。

第三种状态是不定心，就是意识里不会有很多画面，也不会很散乱，这时内心就像平静的湖面，非常安静。

最后一种状态就是一心，帮助习练者在一个画面当中，非常享受自己和宇宙相连接的这样一种感受。所以，在冥想的状态里，有一些不同的方式，这些方式都离不开调身、调息、调心三个阶段。根据对外界事物感知能力的不同，可以选用不同的方式进入冥想的状态。

65. 什么是瑜伽唱诵？

瑜伽唱诵，也被称为瑜伽音乐或瑜伽诵唱，是一种在瑜伽练习中使用声音、歌唱和唱诵的实践。它结合了呼吸、音乐和语言，旨在帮助习练者与内心深处的意识和灵性连接。

瑜伽唱诵通常包括以下几个方面：

唱诵词文：瑜伽唱诵会使用特定词文或祷告，来引导习练者进入冥想状态，增强内心的专注力和平静感。

声音共鸣：通过发出声音、音符和音调，瑜伽唱诵可以让身体和声音共振，从而产生舒缓的效果，有助于放松身心，并提升能量流动。

呼吸配合：瑜伽唱诵强调将呼吸与声音、音乐相结合。通过在特定的节奏和节拍下呼吸，习练者可以平衡和调整自己的呼吸模式，促进身心和谐。

内观与自我反省：瑜伽唱诵可以帮助习练者更加专注内省，观察和认识自身的情绪、思想以及身体感受。这有助于提升意识和自我觉知。

在跟别人交流的时候，当你赞美别人、表扬别人、口吐莲花的时候，对方听了你说的话是不是非常高兴？当别人赞美你的时

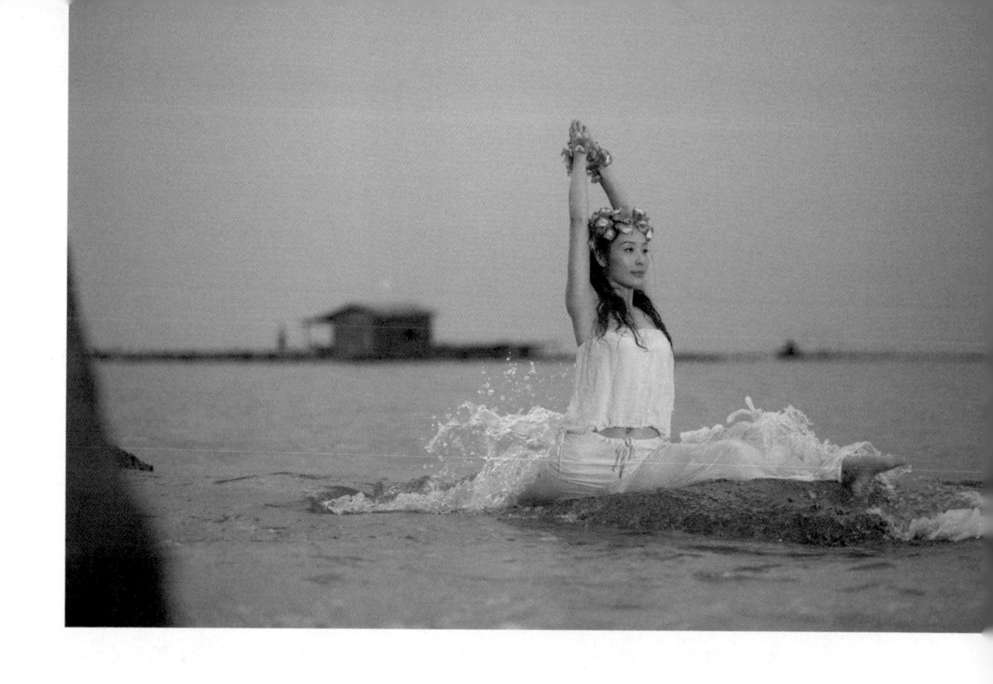

候，说很好听的话的时候，你的内心也非常愉悦。在说一些咒骂别人的话，说一些不好听的话的时候，同样也是一种声音的振频，将会给别人带来一种愤怒的、不好的情绪。歌曲也一样。就好像是，当你失恋的时候，发现所有这些失恋的歌曲好像都是为你而写。所以，我经常跟学员开玩笑：你有没有失恋过？你失恋的时候听到那些失恋的歌，有没有一种内心共鸣，觉得那些歌都是为你而写？同样，当你热恋时，有没有感觉所有的情歌都是为你而写？这就是声音所产生的心灵共鸣。

瑜伽唱诵可以在个人练习中进行，也可以在群体或工作坊中进行，它被视为一种与瑜伽哲学和实践相结合的方式，旨在创造一种平静、专注和灵性的体验。每个人的体验可能因个人喜好和文化背景而有所不同，所以选择适合自己的瑜伽唱诵形式是很重要的。

66. 瑜伽的膳食规则是什么?

瑜伽的膳食规则强调平衡和清洁，以保持身体和心灵的健康。以下是一些常见的瑜伽膳食原则：

简单自然：选择新鲜、天然、未加工的食物，尽量避免过多的添加剂和人工成分。

平衡饮食：确保摄入充足的碳水化合物、蛋白质、脂肪、维生素和矿物质。多样化的食物组合可以提供全面的营养。

适度进食：遵循适度进食的原则，不过量或过饱。保持适当的饮食量有助于保持身体的平衡和稳定。

纯净食物：避开含有害物质的食物，选择有机食物和非转基因食品。

消化系统护理：瑜伽推崇消化系统健康，建议避开油炸、辛辣和难以消化的食物。可以选择易消化的食物，如水果、蔬菜和谷物。

饮水规律：保持足够的水分摄入，饮用纯净的水可以保持身体的水平衡和新陈代谢的正常运作。

需要注意的是，瑜伽中没有严格的食物限制，每个人的身体状况和需求可能有所不同，因此要根据个人情况进行饮食调整。

67. 瑜伽饮食中食物分为哪些类型？

在瑜伽饮食中，食物分为三大类：变性食物、悦性食物和惰性食物。

什么是变性食物？变性食物比如浓茶、咖啡，还有一些腌制的食品。这些食物会引起人体一些情绪变化。比如，有人不能喝茶、喝咖啡，喝了之后就睡不着，要一两天才能恢复平常的状态。所以，变性食物会引起情绪和生理上的一些变化。

什么是悦性食物？悦性食物是指新鲜的蔬菜瓜果。它们吸收阳光雨露。比如，刚刚摘下来的青菜，经过日照的青菜，就是属于悦性食物。吃了这些食物后，会吸收到不同的能量，让身体发育，维持生命特征、状态。

什么是惰性食物？比如肉类食物，含蛋白质比较高的一些食物，吃了这类食物之后，身体需要大量的能量来消化，容易犯困而产生懒惰和倦怠。要尽可能吃一些靠近本源的食物，如牛和羊，因为牛羊吃的是青草。在动物界里，存在弱肉强食这样一个食物链条。由于人类被赋予智慧和灵性，所以离开了动物界。惰性食物带来的可能不是一种更好的能量。

68. 瑜伽饮食观是什么?

关于瑜伽饮食观，很多人都会问，是不是练习瑜伽的人一定要吃素呢?瑜伽的饮食观念又是什么呢?比如，在吃素之后，身体抵抗力下降、免疫力可能下降，到底该如何选择食物?选择食物的观点和观念又是什么呢?

其实，瑜伽讲究的是自然的原则，没有说瑜伽习练者一定要吃肉，或者一定要吃素。但是随着练习加深，身体经过肠道排毒，长期练习瑜伽的人会自然而然地将自己的饮食略偏向于素食。这是因为他们的身体对肉类食物等惰性食物和变性食物的需求减少，体内缺少消化惰性食物和变性食物的菌群。身体会自然而然地选择趋向悦性食物。

瑜伽的饮食观告诉我们，一定要正确地选择食物。不一定非要吃素，但要懂得让身体保持在一种纯洁健康的状态，有选择地去吃一些食物，而不能纯粹为了满足口腹之欲。

69. 什么是断食？

断食是指在某段时间内完全停止或限制摄入食物的做法。它可以是完全禁食，即只饮水而不进食任何食物，也可以是部分禁食，即限制特定类型的食物或减少摄入量。

瑜伽理论中，断食意为保持最亲近至上意识的状态。因为断食的时候不用耗费大量能量来消化食物，大脑会变得清晰。如果以适当的方法引导这些能量，可提升心智到最高的意识境界。断食也是最古老的自然疗法之一，用来控制心智和食欲。

远古的时候，瑜伽修行者通过断食来净化身体和精神，从而达到最高知觉状态。事实上，断食法是另一种对抗和驱除身体疾病而达到自愈的方法。当人体出现疾病时，消化系统就会做出反应：没有胃口其实是一种身体的自然反应，让身体的消化系统暂时得到休息，自行排毒。断食的时间不同：一天、两天、三天，或更长。在这里要提醒大家，长时间断食不可以自己随意实行，因为方法不当会造成不良后果，甚至有生命危险。

断食被认为有多种潜在的益处，包括：

净化身体：断食可以帮助身体清除毒素和废物，促进身体的自我修复和再生。

改善消化系统：给予消化系统休息的时间，可以促进肠道健康、增加消化能力和吸收营养的效率。

促进心理与情绪平衡：断食被认为有助于提高专注力和情绪稳定，对于精神和情感健康有积极的影响。

控制体重：断食有助于减少卡路里摄入，从而帮助控制体重和改善新陈代谢。

然而，对于某些人群，如孕妇、哺乳期妇女、老年人、糖尿病患者、心脏病患者等，断食可能带来健康风险。

“一天断食法”是最简单、危险小的一种断食法，是初学者尝试断食的开始（注意向医生咨询是否适合断食，听从医嘱）。这种简单的断食法，不仅作用于身体，而且对精神的治疗作用也有效果。

每一个实行断食的人都应先确定自己断食的时间和方式，最好选择一个休息日，“一天断食法”其实有 36 小时的断食时间。

断食的方式：饮水断食法、果汁断食法或者蔬菜断食法。也就是在断食期间，可以饮水、果汁或者蔬菜汁(如果断食期间身体状况良好，最好选择饮用清水)。

断食期间，每天可以慢慢喝下六杯清水，或果汁、蔬菜汁，也可以把水和果汁、蔬菜汁搭配起来；尽量在家休息或做轻度的家务或工作；也可以打坐冥想，想象身体正在被清洁，整个的排泄过程就是清理的过程，也是身心放松的过程。

如果在周末进行“一天断食法”，可按照下面的时间表进行：

——星期五 19：00，开始减食；

——星期六 7：00，第一次断食；

——星期六 12：00，第二次断食；

——星期六 19：00，第三次断食；

——星期天 7：00，第一次复食；

——星期天 12：00，第二次复食。

提示：减食时尽量吃些清淡的或流质食物，如白粥或者麦片，食量应该是平时的五六成；第一次断食时可能有饥饿或倦怠的感觉，可以花 10 分钟慢慢喝下一杯水或者果汁、蔬菜汁，这样饥饿和倦怠感会慢慢消退；第二次、第三次断食时，可根据身体的状况慢慢饮用清水，或果汁、蔬菜汁。

复食是非常关键的，和减食一样，分量应慢慢增加，两天后才恢复平常的食量。第一次复食，请从饮用果汁或食用多汁水果如西红柿等开始；第二次复食，除了食用上面的食物，可以选择沙拉，慢慢恢复。之后的两天里尽量以清淡、易消化的食物，如煮熟的青菜、小米粥等为主，慢慢恢复。

瑜伽的断食法是瑜伽生活中一项重要的清洁身体和精神的方式，积极、健康，目的不是减肥。有些人甚至在实行断食法后，体重还会有所增加。因此，如果想减肥，还是建议调整自己的饮食结构，坚持把瑜伽练习纳入日常生活中，做一个清新的、靓丽的瑜伽习练者！

70. 为什么要断食？

人体进行断食有多种原因和益处，以下是一些常见的理由：

消化休息：断食可以给消化系统一个休息的时间，让它有机会清除积累的废物和毒素。长期以来，身体一直在处理食物，给予肠道和胃部一段时间的休息，可以促进肠道健康、增加消化能力和吸收营养的效率。

自我修复：断食被认为有助于激活身体的自我修复机能。当身体处于断食状态时，它会开始清除受损或老化的细胞，促进新细胞的生长，这可以改善身体的整体功能和健康状况。

营养优化：对某些人来说，断食可以帮助调整饮食习惯并改善营养摄入。通过限制特定类型的食物或减少进食量，可以有意识地选择更健康、更高营养价值的食物，从而提高营养的摄取。

体重管理：断食被广泛用于体重管理和减肥。限制卡路里摄入可以帮助减少体重，同时也能改善新陈代谢和脂肪燃烧的效率。

精神与情绪平衡：一些人认为，通过断食可以提高专注力、冥想和情绪稳定。在断食期间，内心能感到更清晰和平静，从而帮助改善心理和情感健康。

人体要维持生命活动，保持身体健康，就需要摄取各种营养。

以下是人体所需的七大营养要素：

碳水化合物：是人体的主要供能物质，能够提供人体所需的能量。碳水化合物主要存在于谷类、薯类、水果等食物中。

蛋白质：是构成人体细胞的主要成分，能够促进细胞的生长和修复。蛋白质主要存在于肉、蛋、奶、豆类等食物中。

脂类：是构成人体组织的重要成分，能够提供人体所需的能量，并且能够促进脂溶性维生素的吸收。脂类主要存在于食用油、坚果、动物脂肪等食物中。

矿物质：是构成人体骨骼和牙齿的主要成分，能够维持人体的正常生理功能。矿物质主要存在于蔬菜、水果、坚果、肉类等食物中。

维生素：是维持人体正常生理功能所必需的营养素，能够促进人体的新陈代谢和提升免疫系统的功能。维生素主要存在于蔬菜、水果、坚果、肉类等食物中。

水：是维持人体正常生理功能所必需的物质，能够促进人体的新陈代谢和消化系统的功能。水主要通过饮用水和食物中的水分来摄取。

膳食纤维：能够促进肠道蠕动，预防便秘和肠道疾病，同时能够控制血糖和血脂，预防糖尿病和心血管疾病。膳食纤维主要存在于蔬菜、水果、谷类等食物中。

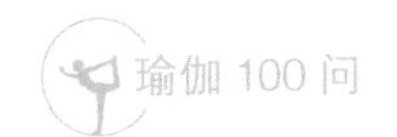

71. 练瑜伽时有什么营养搭配和饮食规则?

成年人每千克体重约需要 1.5 克蛋白质。鸡蛋、牛奶、瘦肉、鱼类、豆类都是蛋白质的主要来源。

成年人每千克体重约需 8 克到 10 克碳水化合物。一个体重 56 千克的人，大约需要 448 克到 560 克碳水化合物。碳水化合物主要来源于米饭、面条、红薯、馒头、淀粉、面包、饼干等食物。人体还需要一定的脂肪、维生素、膳食纤维、矿物质、水等。水

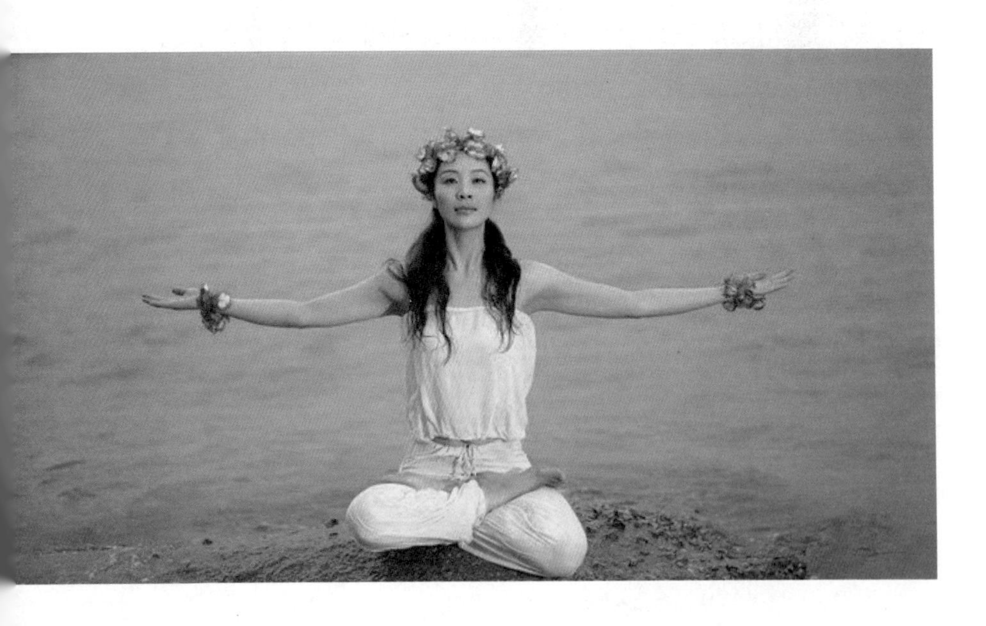

占体重的 60% 以上，因此，一个人每天需要喝水 300~700 毫升。

对想用瑜伽来减肥的女士们来说，早上空腹练习瑜伽是最佳的选择，因为空腹练瑜伽消耗的能量来自脂肪，而不是肌肉。但请记住，空腹不等于饿，这是常被忽视的问题。如果感觉有饥饿感，可以在练习之前喝点牛奶、蜂蜜，切记不要在饥饿时进行锻炼，否则会对身体造成伤害。

女性月经结束后的 10 天内，是通过食物控制体重的最好时期。从经验来说，不吃碳水化合物或者不吃肉，任选其一即可。这里所说的碳水化合物是谷物和糖，不包括新鲜的果蔬、淀粉类食物（白薯、芍药、豆子等），但淀粉类的还是要少吃。肉类不包括鱼、虾等海产品，同时要注意补充蛋白质，因为身体还是需要能量和营养的。蛋白质管饱时间长，不容易流失，还有帮助分解脂肪的作用。

72. 什么是瑜伽的三脉七轮?

脉轮概述

根据瑜伽的理论，认为人体是由五大元素组合成的，即水、火、土、风、空，并由身体中不同的脉轮所支配。人体内的七个脉轮，分别控制着身体的某个特殊部位和某些内分泌腺体。通过练习，可以使身体充满能量。

瑜伽三条经脉

脉是人体中生命能量流通的渠道。

三脉：是 ida nadi、pingala nadi、shushumna nadi 三条经脉。三脉是人体内的生命能量流通而形成的三种主要人格力量，简称左脉、右脉、中脉。

三脉是人体内的三种力量，左脉掌管记忆、过去和情感方面，右脉掌管思维、未来、行动以及计划方面。一般人由于中脉没有打开，只能使用左右两脉的能量，而且多数不能两边平均使用。有些人使用左脉的能量多些，有些人使用右脉的能量多些，于是造成两种不同的人格。

左脉 (也称阴脉，或月亮脉)，对应过去、昏沉、感性和超我 (社会制约)，也掌管愿望的力量。

右脉 (也称阳脉，或太阳脉)，对应将来、理性逻辑、宰制和自我，也掌管了行动的力量。

中脉位于脊柱处中部，对应现在此刻、进化和灵性升进。左右二脉分别与左右交感神经有关，却在视觉神经床的位置交叉到左右脑。中脉与副交感神经有关。

瑜伽七个脉轮

人的身体有七个脉轮，每个脉轮掌管身体的不同功能及器官，相当于身体的行星。七个脉轮有着七种特质。

第一个脉轮叫根轮。在臀部和生殖器之间，掌管的是生存的意识，也就是能不能在这个物质世界上很好地存活，能不能很好地融入这个社会，脚踏实地在地球上生存。这个脉轮是关于生存的本能，就是要吃饭、安居、穿着等。这个脉轮发展好的人会安居乐业，脚踏实地工作，有安全感。但如果只生活在第一个脉轮，除了以上天赋，会只为了生存而生活，每天只考虑生存问题，没有远大的目标，没有理想，不懂得享受。

第二个脉轮叫腹轮。在肚脐，掌管的是情感、享受的欲望等。这个脉轮有关爱情、人际关系、情感交流、对生活的欲望 (追求享受等)。这个脉轮发展好的人，会特别亲切温和，很有人情味，异性缘好，人际关系好，享受生活，活在当下。但如果只生活在第二个脉轮，除了以上天赋，会只注重情感生活，追逐爱情、贪图享乐、没有进取心。这个脉轮也代表与母亲的关系。

第三个脉轮叫脐轮。在两个肋骨的交接处，这个脉轮有关权力、自我、力量、欲望、意志力等。这个脉轮发展好的人，会特别阳光、充满力量，喜悦、自信、坚韧、懂得取舍。但如果只生活在第三个脉轮，除了以上天赋，会注重权力、喜欢掌控、自负或自傲，个人意志力过于强大，对自己对别人要求高。

第四个脉轮叫心轮。在心的正中间，这个脉轮有关慈悲心、爱心、包容、接纳、理解、无条件的爱。这个脉轮发展好的人会特别慈悲，温和柔软，疗愈能力强，能够无条件接纳和包容对方。但如果只生活在第四个脉轮，除了以上天赋，会只考虑奉献、舍己为人，容易受伤、妥协，为人着想，容易忘记自己。

第五个脉轮叫喉轮。在喉咙的前后，这个脉轮有关自我表达，内在神性的表达，表达能力、创造力、沟通能力、艺术天分。这个脉轮发展好的人，表达能力、沟通能力会特别好，会表达来自内在神性的话语，充满正面的话语，创造力强，善于用画画、舞蹈、音乐来表达自己。喉轮还掌管信念、价值观。但如果只活在第五个脉轮，除了以上天赋，会只想展现自己，表达自己，不考虑别人的接受度，活在自己的世界，不与外界连接。

第六个脉轮叫额轮。在额头和两眉的中间，俗称为第三眼，这个脉轮有关智慧、中立，洞察力、直觉力等。这个脉轮发展好的人，有智慧，看事情客观中立，洞察力强、直觉力强，想象力丰富。但如果只生活在第六个脉轮，除了以上天赋，会过度冷静，没有情绪，没有情感的表达，不爱运动，行动力差。

第七个脉轮叫顶轮。在头顶之上一米之内，这个脉轮有关灵性，与大自然连接、宇宙连接等。这个脉轮发展好的人，悟性特别高，对宇宙特别感兴趣，喜欢探索神秘和未知，对人类的起源有深厚的兴趣，灵性高，拥有大爱之心和宇宙意识。但如果只是生活在第七个脉轮，除了以上天赋，会容易活在灵性中，严于律人、宽于律己，脱离现实、愤世嫉俗，和社会脱轨，甚至逃避现实。

一个人需要同时活出七个脉轮的状态，哪个脉轮比较弱要学会去平衡哪个脉轮。当七个脉轮平衡了，每个脉轮残缺的部分就会被其他脉轮的优势所补齐，那么人就能够永远活在和谐之中！

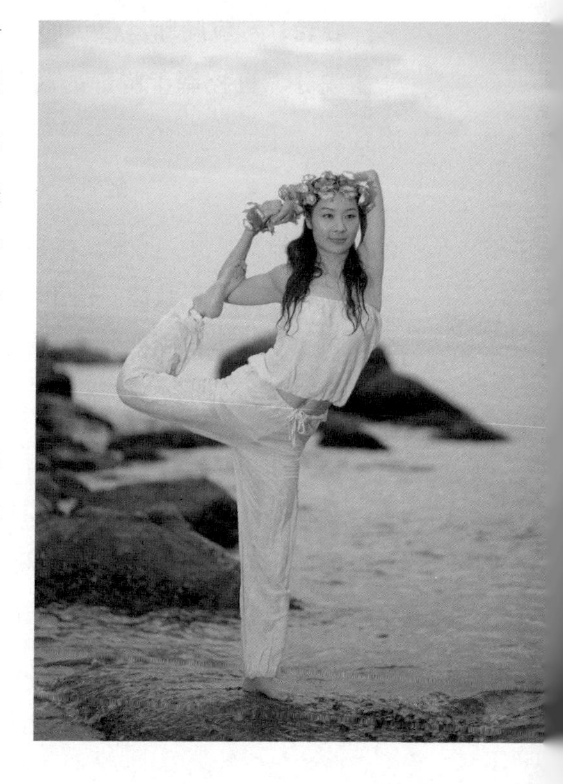

根轮：对应肾上腺。心智、灵性渴望的储藏所，控制人体中固有成分和身体健康，与排泄功能有关。

代表元素：水和嗅元素，与鼻子和嗅觉有关。

掌控器官：肛门、会阴、

尿道，男性前列腺和女性子宫、输卵管。

腹轮：意为个人自己的居所，关乎人的灵活性、流动性及乐趣的获取。

掌控器官：脾脏、胰脏和肝脏下部。

脐轮（化身轮、脐化轮）**：**此轮是人体之气，健康和体力之中心，是热和火的中心。它的位置是脐内往下一寸三分。此轮是神经丛的中心，由此开始，向外分散六十四脉，中间分散达到腰的四周，往上分散到达心间，向下分散达脚跟。在人体功能方面，这一轮与身体的消化系统有着最直接的关系。

心轮：对应胸腺。位于心脏的中央同高的椎骨处。控制着气体成分，也控制了胸部的胸腺和淋巴，和人体呼吸、循环功能有关。

代表元素：空气、触觉。

掌控器官：肺、心脏。

喉轮：对应甲状腺。位于咽喉底部相对应点，控制甲状腺和副甲状腺。与说话功能有关，同时也调整人的精力，并控制人体活动。

代表元素：天空。

掌控器官：喉、发音器官、甲状腺。

额轮：对应松果体。位于额头中部，也被称为三只眼。主宰世俗和灵性的知识，支配心神、（智力、直觉）方面的功能。

顶轮：对应脑垂体，位于脑顶，是精神的位置，当启动昆达里尼时，潜在能量通过中脉到达顶轮，人们的意识就能增强。

73. 瑜伽对身体、心灵和精神的影响有哪些？

瑜伽对身体的改善

练习瑜伽的过程中需要活动身体各关节，同时会牵拉关节周围的肌肉软组织，可以起到预防骨关节疾病的效果。还有一

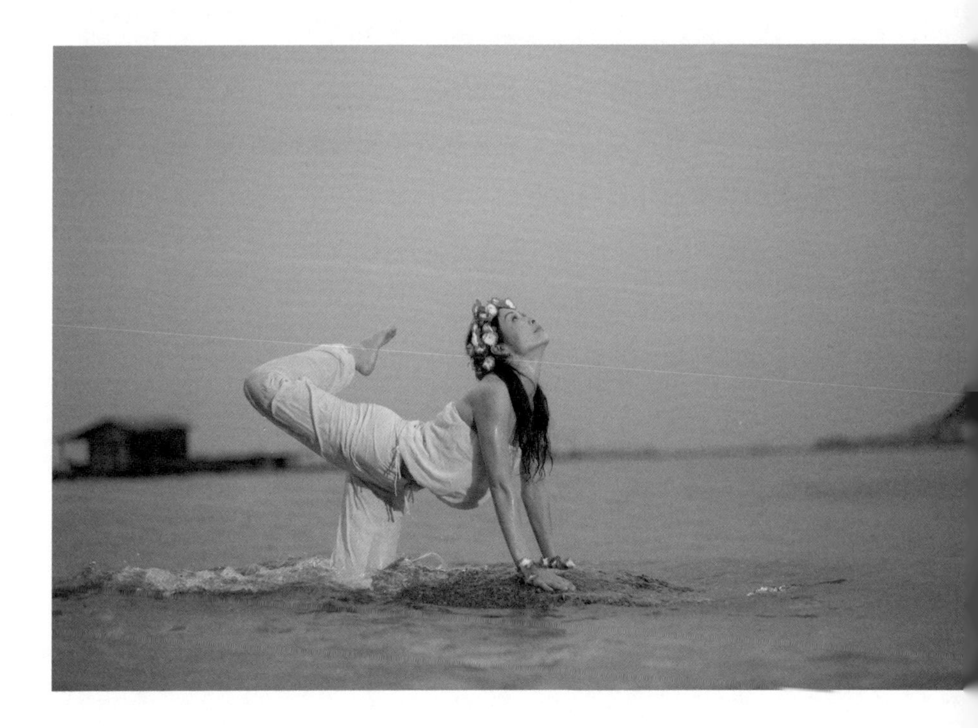

定的塑形作用，可以改善身体的体态，防止出现腰椎病、颈椎病等。

瑜伽运动有利于改善身体血液循环，提高心肺功能，促进新陈代谢。长期坚持瑜伽运动，不但可以使身体保持良好的状态，充满朝气和活力，还能起到一定的减肥效果。

练瑜伽的同时需要调整呼吸，经常练瑜伽，可以起到安神镇静的效果，对于改善睡眠有一定帮助。如果有失眠的问题，通过练习睡前瑜伽可以改善睡眠质量。

瑜伽对心理的帮助

瑜伽练习过程中身心比较放松，可以平静下来，有助于改善焦虑、紧张等不良情绪。通常热爱运动的人应对激烈的感情冲动和突如其来的外部刺激时的心理调节能力是非常强的。如果存在抑郁或者焦虑，通过练习瑜伽可促进恢复。

瑜伽对精神的影响

无论什么时候，有生命的事物都在不断追求自身的幸福。虽然幸福的概念受主观意识影响，每个人对这个词的理解和感悟是不同的，但拥有健康的身体应该是共同追求的。毕竟，没有人是为了不幸而活。

瑜伽是一种将自己、世界、自然三者合为一体的锻炼方式。

同时瑜伽作为一种运动量不是很大，却能使人得到充分锻炼的项目，练习不分男女老少，也不论能力高低，把它当成一种乐趣就可以了。长期坚持练习瑜伽，可以降低人身体、心理的压力，使人获得安定的感觉。

74. 瑜伽体式的哲理是什么？

练习瑜伽不可强求：身有练，简单中见无数丰富的内容；心有境，感受自然而平静；思有悟，打开身体的能力源泉。懂了这些，就懂了瑜伽。提示：瑜伽不是做高难度动作的杂技。

具备丰富的瑜伽学识和各种瑜伽的教习之道，就有做一名出色的瑜伽老师的基础了。瑜伽的理学是头脑的调养，当头脑得不到调养，身体就无法整体健康。人的心灵就像是一座寂静的古寺，坐落在自然风景秀丽的山峦之中，幽静而古朴、清新而典雅。瑜伽不需要用各种高难度技巧的体位法来装饰，需要的只是让其内在原有的美无瑕地显现出来。

瑜伽体位法，是一种既简单而又方便的智慧，在既简单又方便的姿势与行为上，把影响自身健康障碍的问题去除，让健康、天然的气质和美丽心境，自然呈现出来。

瑜伽体位法是把人类健康生存的本能意识，用肢体有气息的动作表现出来的一种方式。同时，它更要求人们把精神的欲求肢体化，是一项精神气息高尚的健康运动项目。

瑜伽的所有动作，都是以自己的本能知觉作为基础，练习不需要高难度的技巧，也不刻意死板。瑜伽体位法自然而灵活，顺势而舒畅，通过不断练习，然后逐渐变为一种健康积极向上的信念，在安静的心态背景下，动作发展到积极的身体形态，最后达到自觉化的个体行为阶段。

从初期学体式，到刻意摆体式，进展到练习体式，是该如何运用体式的练习了。运用体式首先要学习人体生理学和辩证方法。如今的瑜伽练习，单靠摆个有难度的姿势，已经不够了。习练者要会运用人体，而不是让人体去练习体式。懂得人体的运用，基本也就掌握了人体到姿势上的奥妙。

体式运用，不是单纯的一个姿势，也不是体式组合起来有多少，而是懂得人体基础的辩证，运用辩证的道理去运用。辩证的道理在古典瑜伽中就定义了人的二元对应，在经典里也阐述了人体左右脉的道理。

比如，练习体式前，要先学会让身体放松，让气血、呼吸和肌体都调和好。身体放松，气息和气血就顺畅，肌肉肌体就自然柔顺，没有了僵硬的死力，如此练习时能够任意展开。另外，做好心态调整同样重要，以便专注和减少人体的障碍。放松本身就是一种修身养性的调整，同时也消除了日常的紧张、疲劳。

放松后，可以练习收缩，而收缩不是紧绷的意思，是有限度去收缩，即运用收束法等，去练习筋骨的收缩、气脉的收缩、肌肉的收缩，包括人体各局部的收缩。比如，走路十分疲劳时，蹲一会儿，会瞬间感受到收缩的休息，身体有畅意感。这种收缩是蓄积人体的能量，目的是让气血停止和休息一下。否则，气血如同机械一般，得不到休息和调养。气血的过度流动本身就给人体带来消耗。

因此，练习瑜伽要适度，这个适度本身就是一种平衡。平衡状态和动作平衡不是一个概念，人体需要处于平衡状态。把握了自我的平衡状态，人体就处于基础辩证的状态中，比如向左练习要用一点力，那么向右练习就要柔和一些。为什么呢？因为身体左右不平衡。左边弱，那就气力对待；右边强，那就柔和对待。如此，对应之道才是瑜伽科学、合理的辩证练习。

有人说，练习瑜伽时左右用的气力是一样的，这本身是不可能的。因为人体左右脉能量属性不同，这点在《瑜伽经》中有记载。没有经历过长时间的瑜伽训练，人体左右气力是不可能一样的。所以，练习体式时，要区别对待，这对人体的均衡健康十分有好处。

人体很多部位和环节各不相同，因此运用气力、气息、动作的幅度和角度，都会不同。由于这些不同，就出现了体式的不同，各自对应部位的练习，或调整，或调养，或安静。懂得了这些，也就懂得了人体的辩证之道。

很多人把瑜伽练成了高难度，其实这本身就是对瑜伽的一种歪曲，以为不做难度练习就不是瑜伽，其结果是把瑜伽引到“瑜伽杂技”上。还有的人把瑜伽刻意分成几个难度级别，把所谓的“超越”当作对人体的一种控制。若是这样的话，体操、杂技、柔术、武术都可以做到。

人要学会控制的不是动作，而是意识和情绪，这才是瑜伽的真实目的。控制人体的意识和情绪，通过体式动作表达出来。

体式可以调养人体，可以调和感官，还可以舒筋活血，这些都是在自然体式的状态下完成的。比如，腰部酸痛、脊柱疲劳的人，可以缓慢练习，目的是让呼吸有力深入，而不是体式的伸拉。体式展开时，在一呼一吸的主体作用下，气息有效深入体内，给身体大幅度供氧，依此解除疲劳。气息的深入柔和有力，可以给脊柱提供气血的能量供应，而不是单纯拉长脊柱。

说到人体辩证的练习道理，举个例子，有人问：先练头倒立再练冥想好，还是先练冥想再练头倒立好？正确的观点是：先看人体的辩证，颈椎有问题吗？气息散乱吗？平衡感如何？了解了这些，有问题就先进行针对问题的训练，训练好了再谈倒立和冥想的选择。

倒立和冥想的选择，谁先谁后，先了解一个人体的规律：意识先行，气息在后，动作才开始。先练习冥想的气息专注，既训练了意识也训练了气息，如此更容易控制人体和动作。明白了，就先冥想训练吧。练习倒立前，先活动下颈椎，别急着去倒立。

瑜伽体式的意义是人体由静到动的一个空间拓展。这个空间可大可小，可在身体条件允许的范围内，自由自在发挥；在保持快乐和自然心态的背景下，找到身体静和动之间的空间，让自我把二者统一协调起来。

体式不是难度练习，也不是恪守定义完成某个动作。依照人体的生理规则进行，由定到动，再由动回归定，如此就完成了需要的动作。它对人体健康和对身心协调有益。

在瑜伽练习中，习练者首先要战胜的不是以体式动作为目的，而是本身的问题障碍。因为在人的性格中有大胆与怯弱之别，在性情上有勤奋与懒散之分。在瑜伽练习中，要避免给身体带来疼痛、疲劳，只有让身体进入喜悦和舒畅的知觉里，才有可能不断克服种种负面，如此自然达到喜欢坚持的境界。

很多教练教习简单的动作，担心会员不喜欢，因此辛苦地去教习一些有难度的体式，结果又伤身又伤气。其实，这是对瑜伽不理解的缘故，瑜伽体位法简单的动作包含了更多的内容。

比如，人的手臂很灵巧，腕关节、肘关节和肩关节，一条手臂有不同的作用，一个腕关节就可以调整肩部、胸部、背部、腹部，腰部等部位。这么神奇，这腕关节真的有这样的作用吗？回答是肯定的。关键是会不会。依此类推，肘关节和肩关节作用就更多了。

瑜伽体式依照人体的辩证法去练习、去运用，那么产生的效能就是无数个。假如练习瑜伽不是按照人体的生理辩证进行，只是为练习而练习，那么作用和益处就有限了。

瑜伽本身说的是连接。连接什么呢？就是将理智的思维和知觉的反应统一起来，包括驾驭和控制身体，这就能够达到瑜伽的本意。很多人靠动作去驾驭身体，其实这是一个误区。驾驭身体靠的是理智思维，而不是体式动作。有了理智的思维意识，就可以通过身体的动作表现出来。

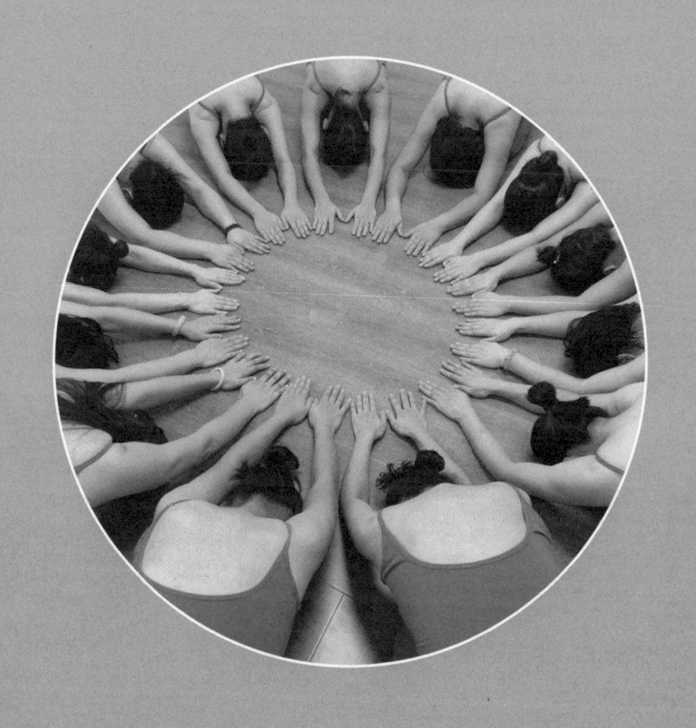

第四辑

职业瑜伽老师素养

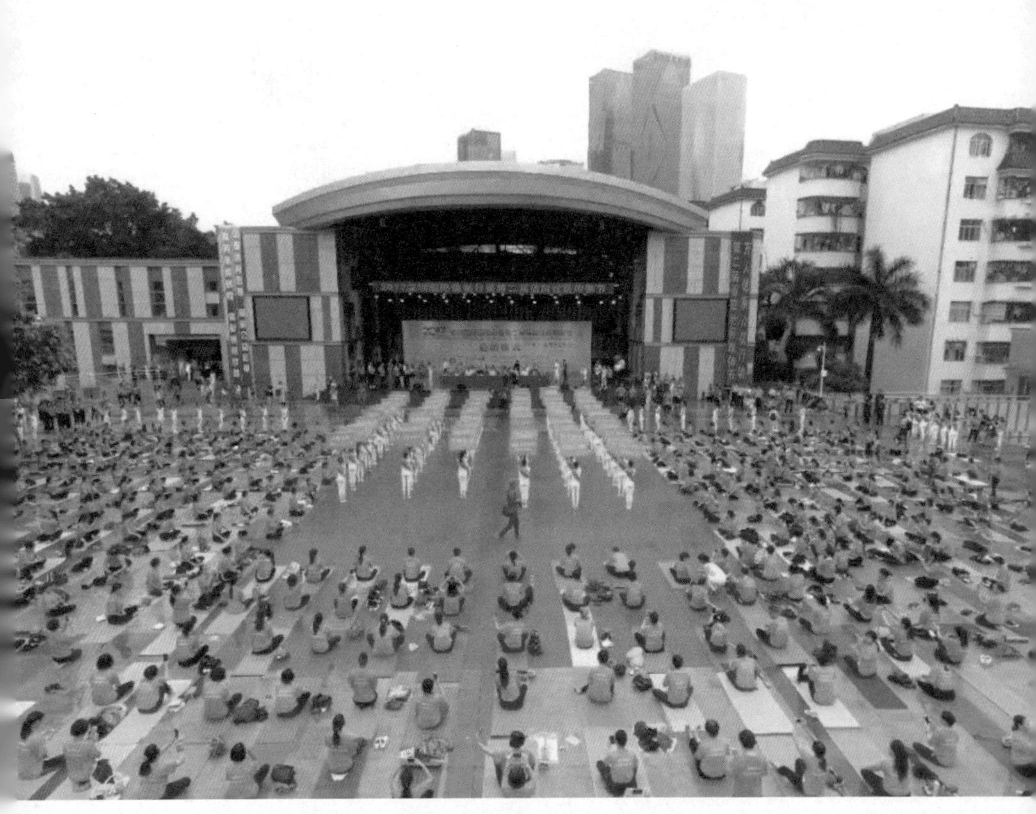

第四届深圳瑜伽节现场（琳子策划举办）

75. 该如何做好一个瑜伽老师？

要成为一个优秀的瑜伽老师，以下是一些建议：

系统学习：获得国家认可的瑜伽教练证书，并接受系统的学习和培训。这将确保掌握正确的瑜伽姿势、安全性原则、解剖学知识、调整技巧等。

深入实践：建立自己的瑜伽实践，不仅是身体上，还包括冥想和呼吸练习等。通过深入实践，能更好地了解瑜伽的哲学和内涵，并在自己的经验中成长。

继续学习：保持好奇心，不断深化自己的知识和技能，参加专业的瑜伽工作坊、培训班和研讨会。持续学习可以与瑜伽界的最新发展保持一致，并提升自己的教学水平。

培养教学技巧：除了瑜伽的技术知识外，还需要培养良好的教学技巧。了解如何有效地传达信息、观察和调整学员的姿势，以及提供个性化的指导和建议。

建立联系和关系：与学员建立积极的互动和联系，倾听他们的需求和关注，提供专业的指导和支持。创造一个安全、自励和开放的学习环境，让学员感到舒适和受到尊重。

持续实践反思：定期回顾自己的教学过程，识别自己的强项

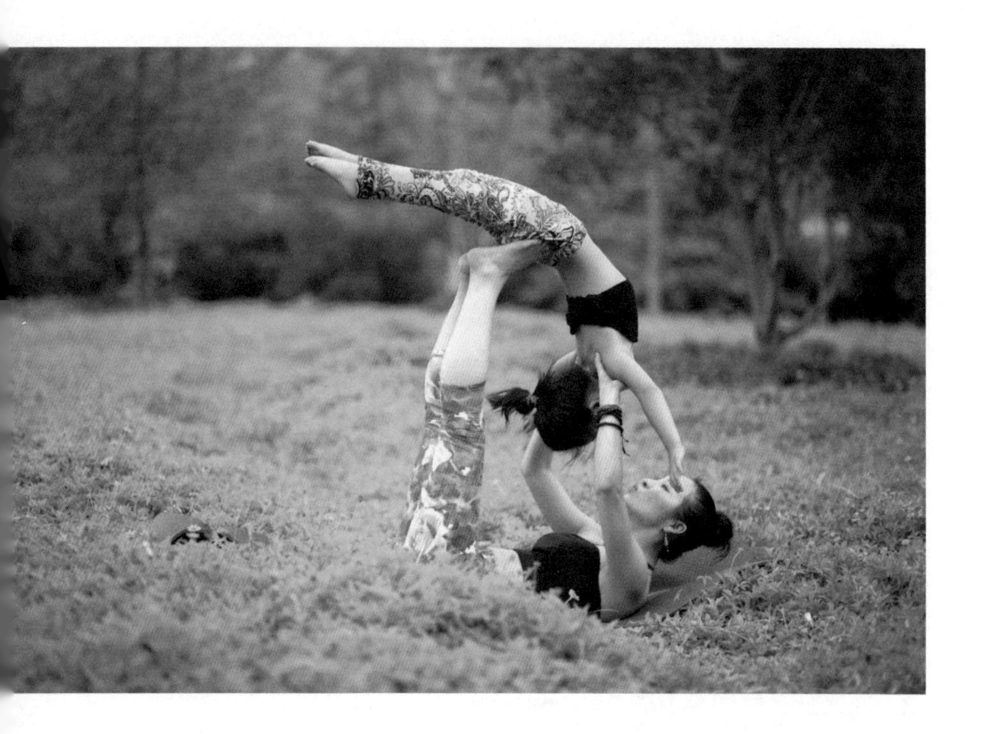

和需改进的领域。通过反思来不断提升自己的教学能力和效果。

坚守道德和伦理：作为瑜伽老师，要遵守职业道德和伦理准则，尊重每个学员的身体边界和个人信仰。保护学员的利益和安全，不滥用自己的权力和影响。

在教学过程当中，敬畏职业，不要吝啬时间，尊重走进教室的每个学员。当老师讲解瑜伽的时候，其实受益最大的是老师自己。抱着这样一个心态不断学习和实践，同时保持谦逊和温和的态度，以帮助学员在身心层面获得最大的益处。

76. 瑜伽老师在授课时需要注意什么?

瑜伽老师在授课的过程中请一定记住因人而异。所谓“学有法而教无法”，就是老师在教学过程中不要局限于形式，不能受限于流派。

小叶是一名瑜伽老师，她本身教学是非常棒的。小叶被介绍到一个合作的企业教瑜伽。上了几节课之后企业的人投诉她，说小叶教得不行。具体的情况是，上课的人中有人已练了八九年的瑜伽，小叶教的是艾扬格最初级的体系。比如说要做倒肩式，她会先做肩部的热身，然后从半位再到直立起来。对于这些有多年习练经验的人来说，这样的教学模式就完全不适合了。教学的时候，虽然学了很多的东西、很多的知识，不同的流派都会给习练者很多新的启发，但是在真正教学的时候，一定是根据学员本身的身体条件和所处的练习阶段，给予适合他们的教学，否则这个课程就会变成无效的课程、没有意义的课程。总结来说:“瑜伽的教学应该是不局限于形式，不受限于流派。”只有在这样的一种情境下，才能把走进课室的每个学员教好，把每堂课上好。

在上课过程中，还需要注意对学员的关注度。教练和老师最大的区别是什么？老师可以在讲台说一个小时，通过语言引导让学员做得很到位。老师所有的意识都在学员身上，会让学员提升自己对身体的觉知。而教练在讲台上是自己做了一个小时，学员也跟着做了一个小时，学员做得怎么样教练不知道，学员做得对还是错教练也不知道。这个时候教练更像一个表演者，学员会觉得进到瑜伽馆里跟着教练练，和在家里跟着视频练没什么区别。

所以，一个老师在上课的时候要尽可能地将自己的意识和关注度放在学员身上。在整个上课的过程中，还需要注意镜面教学、侧面教学、背面教学。通常来讲，镜面教学会占到整个教学过程中三分之二的时间，也就是要面对面和学员交流。一般来讲，瑜伽的体式都是先做右侧，就是从阳性位置开始，再做左侧。在教学的时候，老师和学员的方向一定是一致的，也就是学员做的是右侧，口令引导也是右侧，但是老师做的是左侧，画面上看老师和学员的方向是一致的。因为当老师和学员的方向是反侧的时候，学员还需要思考自己到底是往左还是往右。这个时候会发现学员的动作有的向左、有的向右。这是需要注意的细节。

同时在整个过程中，老师有三分之二的时间是面对学员的，可以看到学员的表情。其实，这个过程也是一个和学员交流、互动的过程。一节好的瑜伽课应该是和学员连接的过程，而不是一个纯粹的老师在做、学员跟着做的过程。整个过程都有和学员的眼神交流、表情交流以及肢体连接和交流。这样一堂课上下来，才会让学员依恋老师，才觉得和老师是有连接的。老师是用心地教授这堂课，而不是一种形式化地走过场。

在冥想这个阶段，就是放松休息术时，一些老师会满场走动，这也是不太合适的。这个时候老师可以坐在位置上，但是不能躺在地面上做放松引导。还有课前对学员的询问和课中的提示，告诉他们做到自己身体的限度就行，不要和旁边人攀比。课后的反馈，包括在这堂课当中有没有觉得强度太大，或者说整个编排上侧重哪方面会更好一点。只有和学员相互交流、互动，才能让课程的品质和授课技巧越来越好。

77. 怎样上好一节会员课程?

不论是刚刚从业的瑜伽老师，还是一个非常资深的瑜伽老师，上好会员课都是基本功。一个好的瑜伽老师没有捷径，都是课时堆出来的。上过 20 节课和上过 200 节课、2000 节课，程度是完全不一样的。上了 10000 节课的老师，从学员的站姿、坐姿，基本上能够判断出学员身体的健康状况。这些经验从何而来？就是从教学经验中得到的。这些经验和经历是没有办法简单复制的。因为遇到 1000 个、2000 个，甚至 10000 个学员，每个学员都是独立的个体，都有着不同的情况，需要提供不尽相同的知识和练习方案，所以才能堆积起老师的经验。

上好一节会员课是所有瑜伽从业老师都必须经历和进行的基础课题。对于如何上好一节会员课，可以分三个部分：第一个部分是课前的准备，课前的准备一定要充分。即使笔者现在授课已经有 20 年了，但每次课前还是一定会做课前准备。比如，当天要讲的大概有哪些内容，或者当天编排的课程是围绕脊柱练习，还是在围绕肩颈练习，一定有一个大纲。课前准备就是备课，课程需要清晰的条理性、逻辑性。这样在课堂中才不会乱。

在课程中，要根据学员现场的情况，灵活机动地去处理教学情况。举个例子，某天编排的课程是一节中级课程，可能适合有一定练习经验的学员，但是突然发现来上课的学员都是一些刚入门者，都没有多少经验，甚至是第一次或第二次练习。这个时候，假设仍用一套中级的课程来对待这些学员，会发现很多学员根本坚持不下来。同样，如果准备的是一堂初级的课程，但是面对的是一些练习经验非常丰富的学员，课程内容也不太适合。

这个时候就要机动灵活，这种变通其实是基于老师对体式的熟练度。比如一个扭转的体式，可以有浅层的扭转，也可以有加深的扭转。在一堂课中包含的前弯、后弯、扭转，然后再逐层深入。按照这样的方式，在课堂上面是可以灵活机动处置编排和课

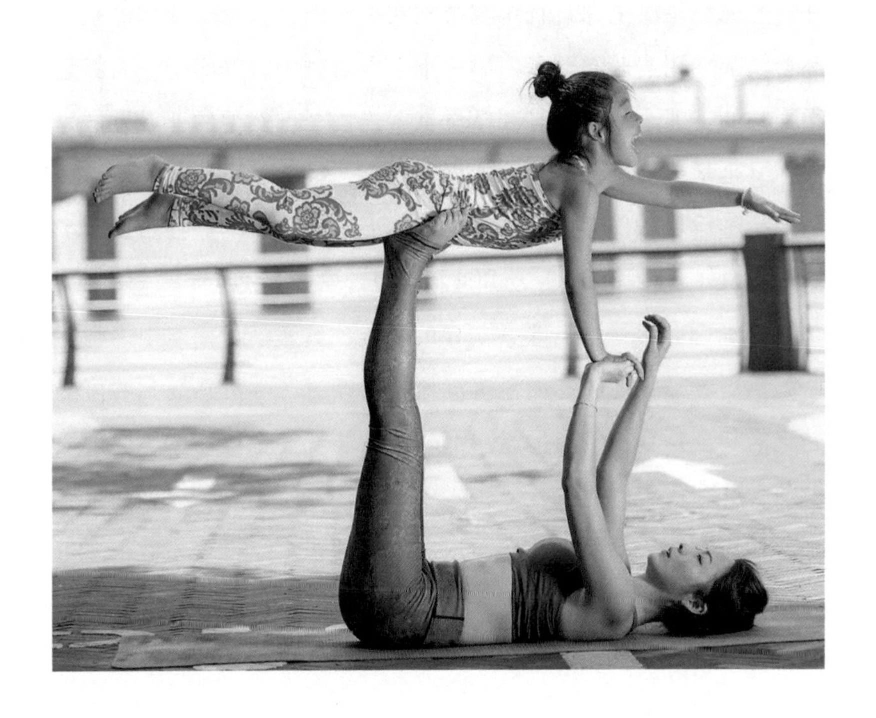

程内容的。所以说因人而异要根据课堂的情况进行实时变化，这是在课程教学中需要注意的。

另外一点就是提示学员课后不要马上冲凉，不要马上吃东西，等等。还有一些课后的交流，也是非常重要的。其实，上好一节会员课，包括如何能够把课程编排好让学员认可，整个过程其实是在进行一次自我销售。虽然销售的是瑜伽课程，但是学员的认识首先基于对这个老师讲话的方式喜不喜欢、风格喜不喜欢，老师在言谈举止各方面都要有所注意，更要根据学员的情况把课程梳理好、编排好。

有这样一个案例：有一位老师刚毕业时课程讲得也并不是很好，但他在每次上课过程中都会站在教室门口，每个学员进来他都会跳起来用肩膀与学员对碰一下。在对碰中，其实两个人都是很开心的。那个瞬间就是和学员有了连接。虽然他的课不是最好的，但是学员会感觉到上他的课很开心，也就是说他带给了学员另外一种愉悦和舒服。所以，老师在上好会员课的过程中，除了专业知识外，跟学员的互动和连接也是非常重要的。

当老师非常愉悦、非常欢喜的时候，其实学员愿意跟老师在一起。当老师板着脸、面色沉沉地去上课时，学员感受到的可能是十倍甚至是百倍的负能量。那学员可能就会觉得瑜伽练起来太没劲、没有意义。

瑜伽课是否活跃、动感，取决于老师在上课过程中做了多少准备、对学员的关注程度到底有多强、应变能力是不是到位以及课后的总结。

78. 瑜伽课程的编排技巧和原理是什么?

瑜伽课程的编排技巧和原理主要包括以下几个方面:

目标设定:根据学员的需求和身体状况，确定课程的目标，比如增强柔韧性、提高体态、缓解压力等。

综合考虑:综合考虑各种瑜伽动作的类型、难度和效果，以及它们在课程中的顺序和组合。可以根据不同课程的时间长度，灵活调整课程内容的安排。

呼吸与运动的协调:瑜伽注重呼吸与运动的协调。通过合理的呼吸指导，帮助学员放松身心，增加运动的流畅性和舒适感。

渐进式训练:将瑜伽动作分阶段练习，从简单到复杂，从易到难，逐渐提高学员的能力和柔韧性。

平衡练习:课程中应包含平衡练习，帮助学员提高身体平衡能力，并增强肌肉的控制和稳定性。

结合进阶动作:根据学员的水平和需要，适当引入一些更具挑战性的瑜伽动作，鼓励学员不断进步。

结束放松:课程结束时，通常会进行一段放松训练，帮助学员释放压力，恢复身心平衡。

总体来说，瑜伽课程的编排技巧和原理是根据学员需求和身体状况设定目标，综合考虑各种瑜伽动作的类型、难度和效果，并通过呼吸指导、渐进式训练等方法，帮助学员提高柔韧性、平衡能力和身心健康。

有些初级的课程，上完课不怎么出汗却又觉得特别疲惫，浑身不舒服，就是课程编排出现了问题。

其实一节好的课程，或是有经过细心编排的课程应该像行云流水一样。课程的韵律、节奏，应该有时间的区分和强度把握。通常跑步时要先做热身练习，然后再进入慢跑并冲刺。跑完之后也不能马上停下，还需要有一段时间的慢走，让心律恢复到正常状态才能够坐下来。同样，瑜伽课程编排也需要遵循这样一个过程，避免一上来没有经过热身就进行高难度的体式。也不能完成很高强度的练习之后，马上躺下来做放松休息术，这也是非常不合理的。

正确的编排方式是，在板块设计上有几个大的类别，如跪着的体式、趴着的体式、站着的体式、平衡的体式等，然后分类编排。如果这些体式没有经过合理编排，上课时就会一会儿站起来、一会儿跪下来，一会儿趴着、一会儿躺着，给人的感觉就像烙饼一样。所以，合理的编排应该遵循一个原则，比如从低位到高位，再从高位到中位到低位这样一个过程。

同样，对于练习的身体部位，要看编排的课程主体内容是什么。如果是整体、综合性的瑜伽，那么从头到脚身体的每一部位都应该涉及，而不是局限在某一个部位。如果这节课的编排是一个特色课的内容，比如保健：首先要考虑性别差异，女性跟男性

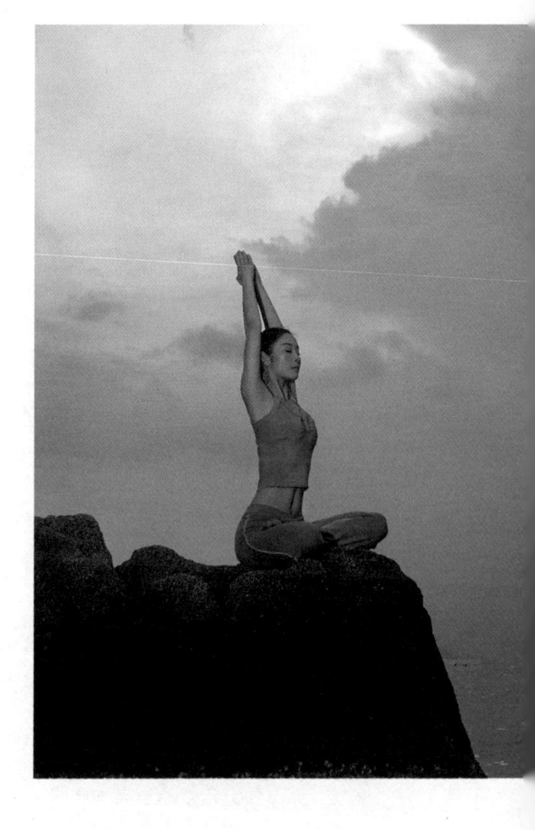

的不同在哪里？比如女性子宫、卵巢及附件的保养，那么就会涉及髋关节和臀肌、腹肌这些肌肉群，以及所连带的气血循环的部位，根据这些来强化练习，那么这节课就构成了一个特色课的编排。

在60分钟的课程里，前面的5分钟、8分钟是在做呼吸法的调整和练习。中间8分钟到50分钟这个时间段，是在做体式练习。最后的部分进行放松休息术练习。这就如同种麦子，种了一个季节到收割的时候，这时要抓紧时间收割，而不能任由麦子烂在地里，最后的放松休息术是非常重要的。

有个老师有事，请代课老师帮忙上了一节课，但课后学员就投诉了，说代课老师的课程上完特别不舒服。为什么会不舒服？上的也是哈他瑜伽。因为代课的是一位新老师，在授课的经验和编课的技巧上不足。比如做树式的时候，他就倒计时10秒，下一个扭转的体式同样还是10秒，在做战士三体式时，也是这样倒计时10秒。不要说练习的学员，就是一些老师做战士三体式保持10秒可能都是有困难的。

79. 瑜伽老师的行为规范是什么?

瑜伽老师的行为规范主要包括以下几个方面:

尊重和关心学员:瑜伽老师应该尊重每位学员的个体差异,关心他们的身体状况、需求和限制,提供适合的指导和支持。

专业知识和技能:瑜伽老师应具备扎实的瑜伽理论知识和丰富的实践经验,了解不同瑜伽动作的正确姿势和效果,能够有效地传授给学员。

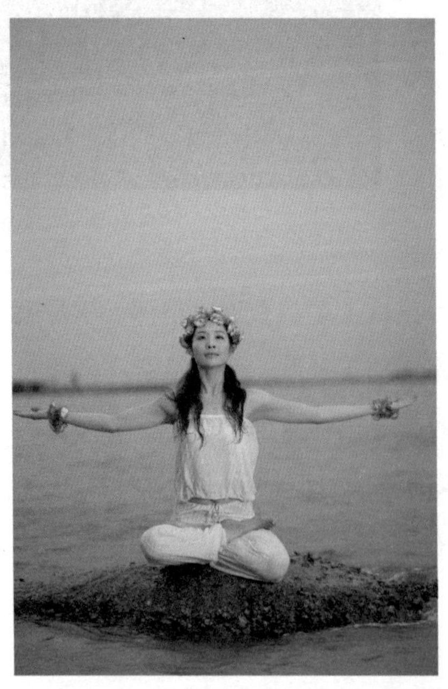

安全和保护:瑜伽老师应确保学员的安全,在教学过程中注意学员的身体状况和反馈,避免过度推动学员或让他们做超出能力范围的动作。

温和耐心:瑜伽老师应以温和耐心的态度对待学员,在教学中给予鼓励和正面反馈,帮助他们建立自信和积极的瑜伽体验。

遵守道德准则：瑜伽老师应遵守职业道德准则，不滥用自己的权威，不做任何不当行为，同时对学员的个人信息要保密。

持续学习和提升：瑜伽老师应保持学习和自我提升的态度，不断更新瑜伽知识和技能，参加专业培训和进修课程，以提供更好的教学服务。

总体来说，瑜伽老师的行为规范包括尊重和关心学员、具备专业知识和技能、保证学员安全和健康、温和耐心地对待学员、遵守道德准则以及持续学习和提升。这些规范有助于确保教学质量和学员体验。

一个好的瑜伽老师不只是在讲台或者课室的一个小时，应随时将自己的风采，或者说教学的专业水平展示给学员，生活中要时时刻刻注意言行举止。

教学行为准则如下：如果是男老师，在授课的过程中要注意和女学员保持距离，特别是辅助练习的时候，比如说手的摆放位置、辅助的位置。尽可能采用瑜伽砖和瑜伽绳，不和学员有直接的肢体接触。

在生活当中，老师的言行举止、行为方式，时时刻刻都有很多学员在关注。所以，在老师带给学员正能量的过程中，需要从生活中的点点滴滴做起，而不只是课堂上专业知识的表达。生活才是修炼的最好道场。

80. 瑜伽老师的职业道德是什么？

瑜伽老师的职业道德是指在从事瑜伽教学和指导过程中，遵循的一系列道德准则和原则。以下是瑜伽老师的职业道德：

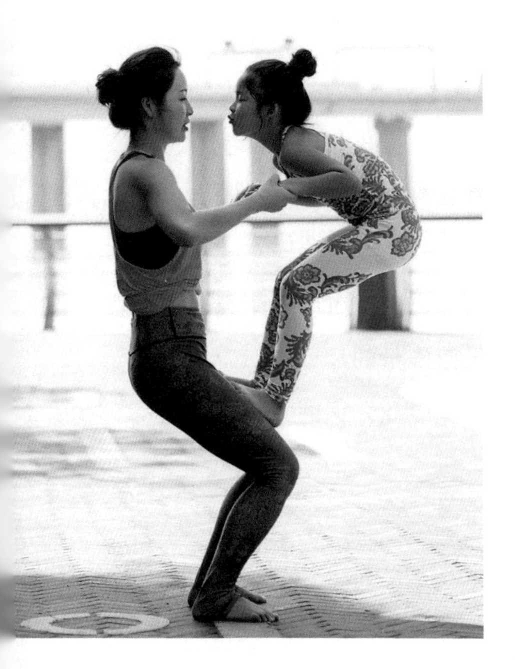

尊重学员：瑜伽老师应该尊重每位学员的个人权益和身体边界。应该保护学员的隐私，不歧视或侵犯学员。

保护学员安全：瑜伽老师有责任确保学员的安全。应该了解学员的身体限制和健康状况，并在课程中提供适当的调整和替代姿势，以避免学员受伤。

诚实和透明：瑜伽老师应该保持诚实和透明的态度。应该提供准确的信息和指导，避免误导学员。

个人和专业边界：瑜伽老师应该确保个人与专业边界的清晰分隔。不能滥用职权或利用学员的个人信息，要保持适当的职业形象。

持续学习和发展：瑜伽老师应该保持学习的态度，不断提升自己的知识和技能。参加专业培训课程，与同行交流，并关注瑜伽领域的最新发展。

尊重传统和文化：瑜伽老师应该尊重瑜伽的优秀传统和文化背景，在教学过程中传递正确的瑜伽哲学和价值观。

责任和义务：瑜伽老师应该意识到自己对学员身心健康的责任和义务。应该以学员的利益为优先，遵守相关法律法规。

总之，瑜伽老师的职业道德是建立在尊重、安全、诚实和持续学习的基础上的。应该始终秉持专业操守，为学员提供高质量的教学服务，将学员的福祉置于首位。

有这样的案例：在瑜伽会馆里面，老师会有一些私教的学员。老师和学员在上过几节课之后产生了一些连接，可能彼此都有好感。进而这些学员就会跟瑜伽老师说，可以不通过瑜伽会馆私下找老师上课。没有职业道德、职业准则的老师就会答应。可能短期这个瑜伽老师得到了一些利益，但会失去会馆的信任。当这个信息流传开的时候，这个老师也就失去了在行业内的个人口碑和诚信。

81. 在教学过程中，碰到不能解答的问题如何应对？

不能解答学员的问题是瑜伽老师在授课过程中经常碰到的。对于这个问题可以这样解决：知之为知之，不知为不知。当老师不能够解答问题时，其实可以诚实地表达。比如告诉学员："不好意思，这个问题我现在还没有办法很好地解答。请给我一点时间，我去咨询一些比我更有经验的老师，然后再回答你这个问题。"

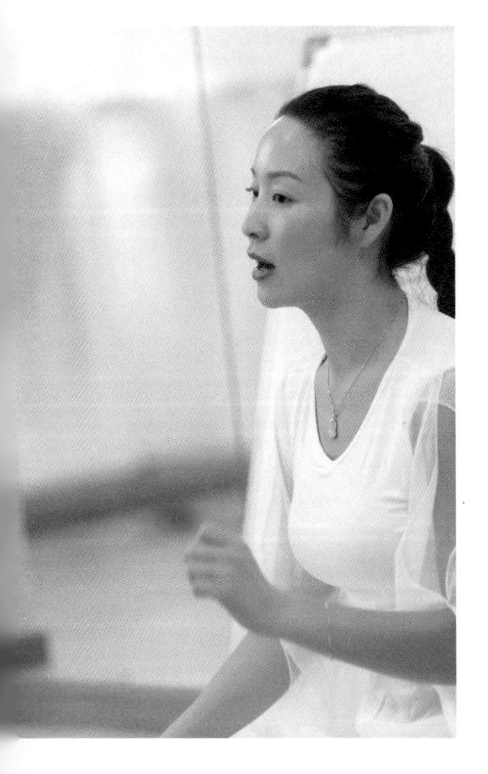

其实学员都是可以理解的。有一位新老师，她刚刚开始上课，上课过程中有学员问："老师您教课几年了？"这位新老师就非常茫然："如果跟他们说我教了很多年，他们问我一些非常有深度的问题，我没有办法解答；如果说是新老师，学员可能就不信任我了。我该怎么回答啊？"

做人首先就是要实事求是，是怎样就怎样，其实在上课之前就可以毫不保留地告诉学员，自己是一个刚刚毕业的新老师，在授课经验方面或许有欠缺，但是自己会尽心竭力上好课，欢迎大家提出宝贵的意见。当老师很坦诚地面对学员时，老师给学员的是另外一种感受，他们会对老师更加信任！如果编一个谎话去掩盖一个事实，会发现要再编一百个谎话来掩盖这一个谎话。所以，告诫瑜伽老师们，当遇到不能解答的问题时，依然遵循一个原则：实事求是。

82. 遇到比较苛刻的学员怎么办?

遇到比较苛刻的学员，一般会发生在刚毕业开始上课的瑜伽老师身上，通常是因为授课经验不足，或者和学员的沟通还没有建立起来。

在授课当中，可能遇到这样的苛刻情形：学员不喜欢课程，拿着东西就走了。还有一些学员可能在课堂上直接讽刺老师，比如说“上的是什么内容呀，怎么这么上呢”，或者有人会直接问“你是不是一个新老师”。在这样的场景下，如果针锋相对回击，发现伤到的会是自己。因为听课的不止一个学员，很多的学员都在旁观。

该如何去应对这样的场景，这是需要智慧的。面对非常苛刻的学员提出苛刻的问题，首先瑜伽老师的情绪要保持在一种非常平和、稳定的状态，不要和学员针锋相对。可以说：“谢谢这位同学提出来的宝贵意见！如果不喜欢我的课程的话，课下我再和你做一个交流，或者你可以到外面休息一下。但请尊重课堂。”若还不行的话，可以请会馆的工作人员将这位比较苛刻的学员请出去。

举一个例子：记得有一次在瑜伽协会教练考证的过程中，下面有七八十个考证的学员，当时我正在讲课。我的女儿那时大概五岁多，在外面玩。由于活泼，我女儿一会儿跑进教室“啪”打我一下，然后跑出去，一会儿再跑进来打我一下。这样反反复复、进进出出，重复很多次，这个时候其实是非常尴尬的。但我选择了沉默，我没有说话，也没做其他动作。如果我走出教室，学员可能没有看到我对孩子做什么，但他们会想老师肯定是在外面凶她女儿。所以，我既没有走出教室，也没有做任何反应。后来她又进来打了我一下，我还是继续讲我的课。

到了最后 10 分钟，课程快要结束了，有个学员就提问了。她说：“老师，刚刚进来的那个小孩，是你的孩子吗？”我说是我的孩子。学员说：“那为什么她进来一次又一次打扰你、搞怪，你却不生气呢？”

她这个问题其实非常犀利，我该怎么回答呢？思考了一下后，我说：“因为我是她的妈妈，在孩子的意识里我是她的妈妈，她认为跑进来拍我，是在跟我交流和互动。在她的意识里面，她并不认为这有什么问题，这是孩子的一种表达的方式。如果我生气，就是我觉得她这样的行为不对。但是我对她的这个行为没有任何评判，我不觉得她做得对或不对，因为她只是一个孩子，这是她的表达方式，只是她本能和天性的一种表现，所以是一件很正常的事情，不存在生气不生气。”当我讲完这几句话，台下掌声一片。

在授课的过程当中可能遇到很多突发情况。比如有个学员突然受伤了，需要考虑他伤势的情况，做一些紧急的处理。这个时候，可能需要让前台的工作人员帮忙把受伤的学员扶到外面。作为一个老师，还要安抚课堂上其他学员的情绪。通常情况下这种伤势不会特别严重，老师还需要继续上课。上完课后，作为老师一定要去看望这个学员。用仁爱的心面对所有的学员，就能够很好地处理上课过程中发生的突发情况。

83. 教学中如何安全地为学员做辅助？

安全地对学员进行辅助是瑜伽教学中非常重要的一环。以下是一些指导原则，以确保给学员提供安全和有效的辅助：

认识学员：在进行任何辅助之前，了解学员的身体状况、限制和需求非常重要。与学员建立良好的沟通和信任关系，了解他们的健康状况、伤痛史和任何特殊需要。

尊重边界：尊重学员的身体边界是非常重要的。在进行辅助时，始终遵循学员的意愿和舒适度。不要施加过度的力量或推动学员超出他们的能力范围。

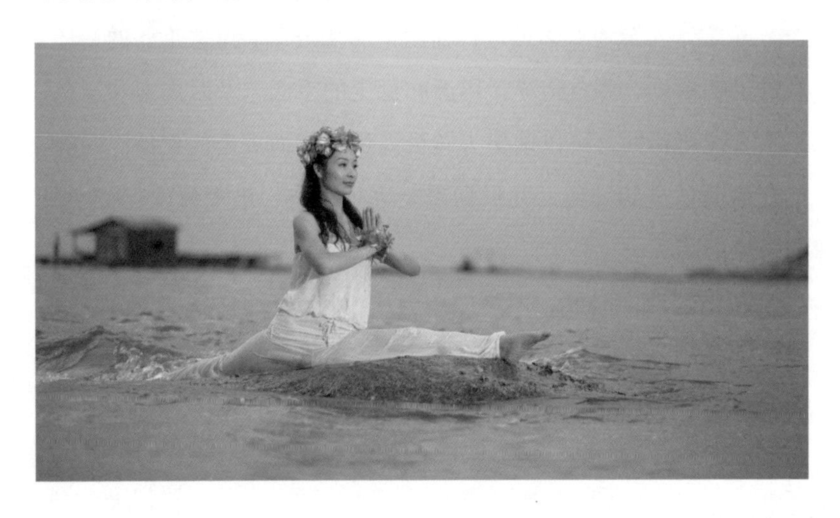

温和而稳定：在辅助学员时，应该采用温和而稳定的手法。避免突然或剧烈的动作，以免引起学员的不适或受伤。慢慢引导学员进入正确的姿势，并根据学员的反馈进行调整。

沟通和示范：在辅助学员之前，清晰解释辅助的目的、方法和效果。通过言语和示范，向学员展示正确的姿势和运动技巧。在辅助过程中，始终保持与学员的沟通，确保学员理解和接受辅助的方式。

个性化辅助：每个学员都有不同的身体构造和能力水平。因此，在进行辅助时需要根据学员的个人需求进行个性化调整。提供适当的支撑、调整或替代姿势，以满足学员的需求和不超出学员的身体限制。

监测学员反应：在进行辅助时，要密切关注学员的反应和身体信号。如果学员感到疼痛、不适或紧张，应立即停止辅助并与他们沟通。尊重学员的感受，最大程度减少任何可能的风险。

总之，安全地对学员进行辅助是瑜伽教学中至关重要的一环。通过了解学员、尊重边界，用温和稳定的手法，及时沟通和示范，以及个性化辅助，可以确保为学员提供有效而安全的支持。同时，始终监测学员的反应，并根据需要进行调整，最大程度保护学员的身体健康。

在做辅助的时候，不可以用力压、用力帮助伸展。老师的手放在学员的身上只告诉他们这个力点的走向。比如背部的力量走向，往哪个方向延伸，让学员根据自己的呼吸去进入，这样才在一个安全的范围内。

84. 瑜伽老师的职业形象是什么？

瑜伽老师的职业形象是建立在专业、有亲和力、激励和悉心指导的基础上。

以下是瑜伽老师应该展现的职业形象：

专业形象： 瑜伽老师应该体现出专业的素养和知识水平。应该具备扎实的瑜伽理论知识和实践经验，并持续学习和更新自己的知识。

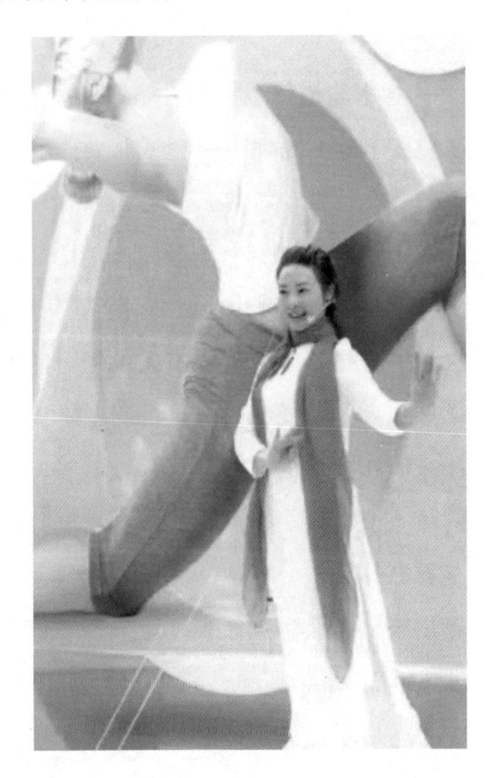

身体健康： 作为瑜伽老师，保持良好的身体状态和体态很重要。应该通过自我实践和锻炼来保持身心的平衡和活力。

温和亲和： 瑜伽老师应该以温暖亲和的态度与学员相处。应该展现友善、耐心和关怀，倾听学员的需求并提供支持。

激励和激发：瑜伽老师应该具备激励和激发学员的能力。应该给予学员积极的反馈和鼓励，帮助他们克服挑战并达到个人目标。

教学技巧：瑜伽老师应该展示出良好的教学技巧和能力。应该清晰地传达指导信息，提供准确的示范和解释，并适应不同学员的需求。

自我反思：瑜伽老师应该具备自我反思和改进的意识。应该对自己的教学进行评估，并根据学员的反馈和经验进行调整和改进。

尊重瑜伽传统：作为瑜伽老师，尊重和传承优秀的瑜伽传统很重要。应该理解和敬重瑜伽哲学和价值观，并在教学中传递正确的文化背景和意义。

有这样一句话：形象走在能力之前。有一些瑜伽老师，没有穿上瑜伽服就走上讲台，真不觉得他们像瑜伽老师，甚至有些人穿着、打扮很随意，没有美的概念。不论是在生活中，还是在教学中，老师都要注意自己的形象，扬长避短，把自己的优势展现出来。在授课的时候，如果披着头发，试想一下，做一个前弯倒立体式或者做一个三角式，头发遮脸，学员都不知道是看头发还是看肢体动作。所以，上课的时候，老师要把头发梳理起来、脸露出来，再化一点淡妆，脸上始终带有微笑，让学员看到老师是非常清新优雅的。

85. 瑜伽老师的基本手姿礼仪是什么?

瑜伽老师在教学过程中，可以通过基本的手姿礼仪传递尊重、感恩和平静的信息。以下是几个常见的手姿礼仪：

祈祷手位：将双手合十，掌心轻轻相贴，手指自然伸直。这是一种表达感恩、尊重和欢迎的手势，常用于开场、闭场或向学员致意。

真理之印：将拇指和食指轻轻触碰，其他三个手指保持舒展。这个手势代表着连接身体、思想和灵魂的统一，有助于集中注意力和冥想。

心莲花手位：将双手放在胸前，手指交叉，掌心朝上，手指稍微张开，像莲花的形状。这个手势代表着心灵的开放和爱的表达。

生命之印：将大拇指、无名指和小指轻轻触碰，其余两个手指保持舒展。这个手势有助于增加能量和活力，同时平衡身体和心灵。

点赞：将大拇指朝上伸直，其余四指自然弯曲。可以用一只手或两只手同时点赞，指腹朝向被称道的人。

握手：双方相向而立，右手伸出并与对方的右手握紧。握手时要保持适当的力度，不要太过松弛或太过用力。在正式场合中，通常进行简短的握手，并保持目光交流和微笑。

指示：用手指指向特定的目标或方向。通常使用食指或食指加中指来指示。指示时要注意指向的精确性和清晰度，以便他人理解。

鼓掌：将双手掌心相对，迅速击打在一起，发出声音。鼓掌时要保持节奏感和力度适中，以表达喜悦和赞赏。可以根据情境和需要，进行轻柔的鼓掌或者大力的鼓掌。

在进行这些手势时，注意保持自然、舒展和轻柔的状态，以避免过度用力或不适。此外，根据具体场合和文化背景，这些手势可能有一些微小的差异和变化，因此最好根据当地的习俗和礼仪进行适度调整。瑜伽老师还可以根据自己的习惯和教学风格选择其他手势来传达特定的意义或信息，重要的是保持优雅、自然和专注的状态，以示尊重和专业。

86. 瑜伽老师的站姿是什么样的?

站姿通常是:

笔直挺拔: 瑜伽老师应该保持笔直的身体姿态，头部与脊椎成一条直线。这有助于传达自信、专业和力量的形象。

脚踏平稳: 双脚平行且与肩同宽，均匀分布体重。脚掌要紧贴地面，以提供稳定的支撑。

肩部放松: 保持肩膀放松，避免抬肩或耸肩的情况发生。肩胛骨要向下沉，胸部打开。

手臂自然: 手臂可以自然垂放在身体两侧或轻轻交叠在胸前。避免过于僵硬或紧张的手臂姿势。

目光注视: 保持目光平静而专注，与学员建立良好的眼神接触。目光要放松而自然，不要过于紧张或游离。

瑜伽老师的站姿是非常重要的，在站的时候，重心均衡地在落于双脚上。同时要观察骨盆是否有前倾或者后倾，脊柱是否挺直，双肩是否打开。山式站立是一个非常好的调整体态的站姿，在站立之后，注意头部是否向上提拔而下巴伸展，要寻找这种感觉。

脚的摆放位置也很重要，站在那里的时候，有些瑜伽老师会把重心放在一条腿上，另一条腿放松，这样一种站姿其实不太优美。可以采用正步脚的站姿，脚后跟并拢，两个脚稍稍打开一点；也可以采用丁字步的站姿，左脚放在右脚的脚心中间，或右脚放在左脚的脚心中间，避免站在那里双腿分开或者含胸驼背。

87. 瑜伽老师的坐姿是什么样的?

正确的坐姿是保持身体舒适、平衡和支撑的姿势。以下是保持正确坐姿的要点:

坐直: 保持脊椎笔直,不要驼背或弓背。可以想象头顶被绳索吊起,使整个脊柱保持垂直状态。

均匀分配体重: 臀部均匀着地,体重平均分布在臀部和大腿上,避免偏斜或靠倚在一侧。

脚平放: 双脚平放在地面上,脚掌完全触地。如果地面较高,可以使用坐垫或脚踏来帮助保持舒适的姿势。

膝盖与髋关节呈 90 度角: 尽量保持膝盖和髋关节处于 90 度角,有助于减轻下背部的压力和保持良好的血液循环。

肩部放松: 保持肩膀放松,不要耸肩或抬肩。肩胛骨向下沉,胸部自然打开。

头颈位置: 头部与脊椎成一条直线,保持头颈自然伸直,不前倾或后仰。

手臂放松: 双手可以轻轻放在大腿上,或者放在桌面上。手臂应该保持放松,不要过度紧绷或悬空。

眼睛注视: 保持眼睛平视前方,避免过度低头或抬头,以减少颈部和眼睛的压力。

坐下时双腿的摆放位置也非常有讲究。比如，坐在凳子的前三分之一处，双脚并拢，这是第一种摆放位置。这种坐姿叫正坐，一般用于正规的场合。

假如面对的是自己的朋友，这样的坐姿会给别人产生一种严肃、不亲近的感觉。这时双腿可以侧放，就是把双腿侧放在身体一侧，瞬间让人感觉非常优雅，也不会有拒人千里之外的感觉。

还有一种是叠放。把一条腿放在另外一条腿上面，这种叠放不仅显示坐得很优雅。同时还让人感觉很亲切。

坐的位置点也很重要。现在常会坐沙发，因为沙发很柔软，很多人坐进去时只是将臀肌的上半部分挨在沙发上。这样的一种状态会让人觉得很舒服，但这样的一种状态如果挺起后背，两分钟就觉得很累了，没有办法坚持。这是因为没有坐在坐骨上方。在坐下的时候，先把手放在臀部下方去摸坐骨，然后把臀肌稍稍上抬一点。这个时候会发现根本不需要刻意挺直后背，后背很自然地就直立起来了。

88. 瑜伽老师的蹲姿是什么样的？

蹲姿在教学和生活中也是经常用到的，而且也是不断重复。

先说一下蹲姿的禁忌。当前面有人的情况下，不要面对别人蹲下去。如果穿的衣服领口非常大，肯定就走光了。第二种情况是不要背对别人，比如说身后有人，将臀部朝向别人蹲下去，这也是非常不礼貌的。第三种情况就是蹲下去的时候，不要叉开腿，这种状况也是非常糟糕的。

正确的蹲姿应该是怎样的？一般来讲，分为交叉腿的蹲姿、单膝点地的蹲姿或者高低位的蹲法。同时，不论哪种蹲法，都要注意上身的姿态。选择交叉腿蹲、单膝点地蹲，还是高低位蹲，取决于当时穿的衣服。比如穿的是包裙，就没有办法单膝点地或者高低位蹲，只能交叉腿蹲。不论怎样蹲，上身的姿态都保持向上挺直、挺拔。在这种挺拔的状态下，尾骨是指向地面的。不管什么姿势，都要给人传递一种有气质、有能量的信息。

89. 瑜伽老师的行姿是什么样的?

行姿什么样，从一个人的行动当中就能够看得出来，比如说走路是风风火火还是慢慢悠悠。老人家走路的时候，常把手背在背后，走得慢慢悠悠。年轻人因为意识都是在前面的，走起路来像冲。如何判断出一个人的内心是否平和、心境是否平静呢？就观察他的行姿，从他的步度、步韵、步位就能看出来。

什么是步度呢？就是迈出去的步伐到底有多大。一般来讲，步度是中间有一个脚掌的距离最合适。但这也取决于其他因素，比如说穿的是高跟鞋还是平底鞋。如果是平底鞋，这个步度可能大一点。

另外一点就是这个步位。步位指什么？就是落脚的位置，有的人落下去之后像企鹅，是两条线，正常来讲落下去应该是一条线。

步韵指什么呢？就是身体的韵律。比如，一个人本来慢慢悠悠地在走，突然想到了一件什么事情，改为急匆匆地走，这时他的气质、优雅瞬间就没有了。所以，走路的节奏和频率就是它的韵律感，应该保持在一个频率上。任何时候，语言、行姿等传递给别人的都是自己内心是否安定、平和。

90. 瑜伽老师教屈体式应该注意什么?

无论是站立还是坐立前屈，都需要根基稳定。

站立前屈：脚要有力地与地面形成对抗，脚底肌肉用力压实地面，脚趾不要抓地。

坐立前屈：坐骨是根基，与地板形成对抗，双脚平行，脚跟下压。臀部肌肉要充分伸展打开，深入前屈，减缓腰部的压力。

启动腹部肌肉可以让骨盆稳定，带动骨盆向前折叠。同时，当腹部肌肉启动，也就是上半身前侧肌肉启动、收紧，那么后背的肌肉就可以更好地放松、延展。

如果想要深入前屈，要用胸腔去呼吸，而不是腹部。让大腿内旋，大腿前侧有力上提，可以让膝关节稳定，避免超伸。肋骨内收的状态下，充分打开胸腔，但是颈椎不受挤压。肩永远保持在后落向臀部的方向、下沉的状态，与髋的伸展形成一种反向用力。

不管坐立前屈还是站立前屈，所有髋部折叠体式的练习都一样，比如坐角式、双角式等。具体做法如下：

（1）身体折叠要从骨盆区域开始，而不是从腰部开始；

（2）臀部稍向前，从而使腿部与地面垂直；

（3）始终保持脊柱的伸展（让头部和脖子与脊柱形成一条直

线），尤其下背部的伸展，如果可能的话，让下背部成凹型；

（4）骨盆稍微往前倾斜，以避免下背部弯曲；

（5）收紧大腿的股四头肌，便于放松膝盖后方的腿窝；

（6）后背有伤、骨质疏松患者要非常小心地向前弯曲；

（7）高血压患者应该循序渐进地进行练习，保证呼吸不能急促；

（8）低血压患者要缓慢起身以免发生眩晕；

（9）心脏病等不允许头部低于心脏的患者，请做半体式，或者把手放在墙上；

（10）稍微弯曲双膝可以放松下背部和腿后肌群，增加髋关节的运动幅度；

（11）在保持时，不要忘记呼吸，把注意力放在胸腔后端呼吸上；

（12）初学者在尝试站立前屈之前，最好以坐立前屈为准备动作；

（13）肩膀要往上抬，远离耳朵；

（14）起来时，不用弓着背起，而是要尾骨向下，脊柱伸直起；

（15）手臂在用力的同时要尽量将双肩压向臀部方向，做山式中的肩外展和下沉时更要时刻谨记。

91. 瑜伽老师教后弯类体式该注意什么?

练习时尽量放松，让身体与心灵完全进入瑜伽练习中，集中精神、保持专注。在开始后弯之前，热身并集中精神是很重要的。以下是热身的五个步骤：

（1）放松臀部屈肌：紧张的臀部屈肌会对下脊柱施加压力。尝试一些打开髋部的伸展动作，如鸽子式、快乐婴儿式，来放松。

（2）加强肩膀：在后弯时，强壮的肩部肌肉支撑体重。在向后弯曲之前，尝试做板式或四柱支撑来加强肩部。

（3）强化核心：强大的核心对于稳定脊柱后弯并保护其免受伤害至关重要。在向后弯之前，做一些加强锻炼，比如侧板式、船式，来锻炼腹肌。

（4）拉长脊柱：后弯需要脊柱有很大的灵活性，在尝试更高级的后弯体式，如轮式或鸽子式之前，练习脊柱延长体式，如眼镜蛇体式或上犬式，是有帮助的。

（5）练习呼吸法：呼吸练习是瑜伽练习中最重要的方面之一，有助于保持冷静和专注，同时通过增加肌肉和关节的含氧量为运动做准备。在做后弯之前，专注于加深呼吸，与每次吸气相连，并通过乌加依呼吸呼气。

92. 瑜伽老师教后弯时要避免的错误有哪些?

过度伸展下背部：这是后弯时常见的错误。当下脊柱过度拱起，导致腰部过度拉伸甚至受伤时，就会出现这种错误。当然保持下脊柱的轻微弯曲是必要的。

未能启动核心肌肉：锻炼核心肌肉，积极使用腹肌来支撑脊柱，避免过度伸展，这很重要。过于强烈地收缩臀部肌肉 (臀大肌) 会使骨盆向上倾斜，这会压缩脊柱并过度伸展下背部。

锁定肘部：不要锁定肘部，避免导致关节劳损，肘部保持轻微弯曲可以实现最大活动范围。

膝盖 / 脚的不正确张开：练习后弯有助于打开臀部屈肌，允许最大的灵活性。如果操作不当，会导致下背部受压。保持脚和腿平行，同时锻炼核心肌肉和臀肌来避免这种情况。

93. 适合教习的后弯式体式有哪些?

桥式: 仰卧，双手放在身体的两侧，双脚打开与髋部同宽，双脚脚尖指向正前方，屈双膝靠近臀部，小腿与地面垂直，呼气，抬起髋部向上，双肩双臂向下压向地面，胸腔向上抬起，双手掌可以合十放在身体的下方，也可双手握住双脚脚踝，保持双腿平行，膝盖指向正前方，小腿垂直地面。

眼镜蛇式: 俯卧，双腿、双脚并拢伸直，脚背紧压地面，双

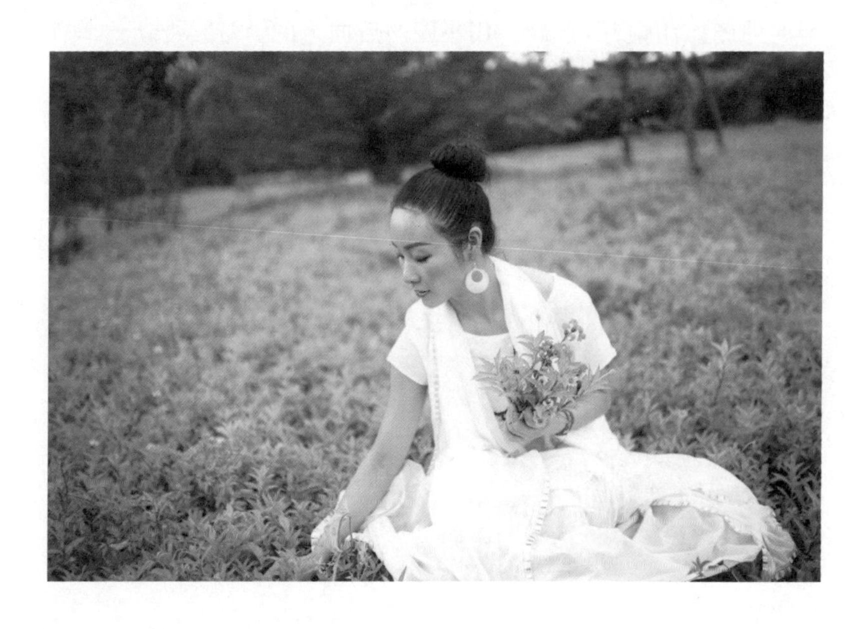

手放于胸的两侧，指尖对齐肩膀，手肘内收，下颌触地。吸气头部带动脊柱向上向后伸展，手肘微曲，双肩下沉开肩，肩胛骨后收，打开胸腔，胸部前推上提，延伸下颌向上，眼睛直视前方。保持呼吸的同时随呼气髋部下沉。

提示：用双手将地面推开，同时还要用背部的肌肉来抬起身体。

轮式：仰卧，屈双膝，双膝打开与髋同宽，翻转手掌放于耳朵两侧撑地，指尖朝脚的方向，吸气，双脚、双臂和背部用力，使身体抬离地板，手臂用力向上推，胸腔打开、腋窝打开，随吸气胸腔再次向斜上方推送，去感受大腿前侧的伸展、腋窝和胸腔的打开。保持 3~5 组自然顺畅的腹式呼吸。

弓式：俯卧在垫面上，屈双膝，双手臂内旋向后，双手从脚背的外侧抓住脚背 / 脚踝，用小腿向后向上的力量，带动整个身体胸腔向后向上，呈弓的形状。

请注意，不要强迫自己的身体进入尚未准备好的姿势。

94. 瑜伽老师的眼神礼仪是什么?

眼神礼仪和生活是息息相关的，就是看别人的角度、位置、时长。一般来讲，角度有平视、斜视、俯视、仰视。在教学中，俯视和斜视尽可能不要发生，可以有更多的平视和仰视，以尊重学员。

在看对方的时候，眼神关注的身体部位到底在哪里？比如一直看对方的下巴，可能让对方觉得下巴上有东西。看对方的鼻子，会让对方觉得的鼻子很不舒服。看对方的位置，应该从眉毛到下巴，上下移动地看。也就是时不时看一下眉毛，时不时看一下鼻子，时不时看一下嘴巴，这样会给人一种比较舒服的感觉。

看对方的时间，在和对方相处总时长的三分之二就够了。比如从对方进来就一直看，会让对方觉得很不自在、不舒服。但如果看的时间低于相处总时长的三分之一，会让别人觉得不重视，没有被放在心里的感觉。所以，看对方的时间不能太长也不能太少，三分之二这个时间是比较合理的。在教学和生活中，需要注意看对方的角度、位置、时长。这些都是需要注意的细节。

95. 口令词如何简单明了有效？

瑜伽老师在上课的过程中，口令词尽可能简单、明了，这样才更有效。其实可以把口令词简单归类。所有的口令词都是一个呼吸，加一个身体名词，加一个动词。比如吸气手臂上举，吸气是呼吸，手臂是身体名词，上举是动词。

还要对专业术语进行梳理。比如，在练习过程中，和地面保持平行的这个面叫水平面。把身体分成前面一部分和后面一部分。从侧面看这个面叫冠状面。坐在这里，把重心分为左边和右边，从正面看这个面叫矢状面。

在做引导时，除了要知道这几个面外，还要知道一些动词术语。比如上举、前弯、扭转、伸展、侧展、外旋、内旋、伸展、内收，都是教学当中常会用到的。这些动词术语加上一些身体名词，就成了背部前屈、腿部上抬、腰部侧弯……前面是呼吸状态，吸气或呼气。

这样引导词就非常简单明了。

96. 如何营造好的课堂氛围？

要营造一节好的课堂氛围，可以考虑以下几个方面：

欢迎和包容：在学员进入教室时，用友善和温暖的语言欢迎他们，让每个人都感到尊重和包容。鼓励学员相互尊重和支持，建立一个积极的学习环境。

创造互动：促进学员之间、教师与学员之间的互动交流。鼓励学员提问、回答问题，展示他们的观点和想法。使用小组讨论、合作项目等，激发学员参与和合作的热情。

赋予学员主动权：给予学员一定的自主权和决策权，让他们在学习过程中有更多选择和控制。鼓励学员设定目标、制订计划，在课堂上展示他们的成果。

创造积极的学习氛围：提供鼓励和赞扬，激发学员的学习动力，让学员感受到他们的努力和进步是被认可和重视的。

利用多种教学方法：通过多样化的教学方法和资源，满足不同学员的学习需求和兴趣。运用多媒体、实践活动、案例分析等方式，激发学员的学习兴趣和参与度。

细心倾听和尊重：认真倾听学员的问题、困惑和反馈，给予及时的回应和指导。尊重每个学员的独特性和个人差异，鼓励他们展示自己的才能和潜力。

营造秩序和安全感：确保课堂有良好的组织和管理，让学员感到安全和放松。设定明确的规则和期望，确保公平公正执行。

当瑜伽老师在课堂中非常严肃时，会发现整节课的氛围比老师还要严肃十倍；当老师非常轻松愉悦时，会发现学员也会非常轻松愉悦。所以，要营造好的课堂氛围。课堂氛围和瑜伽老师直接相关。每次上课前，可以教大家一个小技巧，在走进教室前先将负面情绪和能量清理掉。带着笑容、带着自己的觉知和喜悦走进教室，然后在课堂中对每位学员就像对待自己的孩子那样，充满爱和关注，就会营造出和谐、友爱、舒服的氛围。

97. 什么是中国健身瑜伽?

中国健身瑜伽是 2015 年国家体育总局社体中心面向全国推广的全民健身瑜伽，同时发布了 180 式体位标准，是将瑜伽元素融入健身训练，旨在提高身体的力量、耐力和灵活性。它结合了传统瑜伽的体位法、呼吸法与健身训练的原则，使得瑜伽练习更具

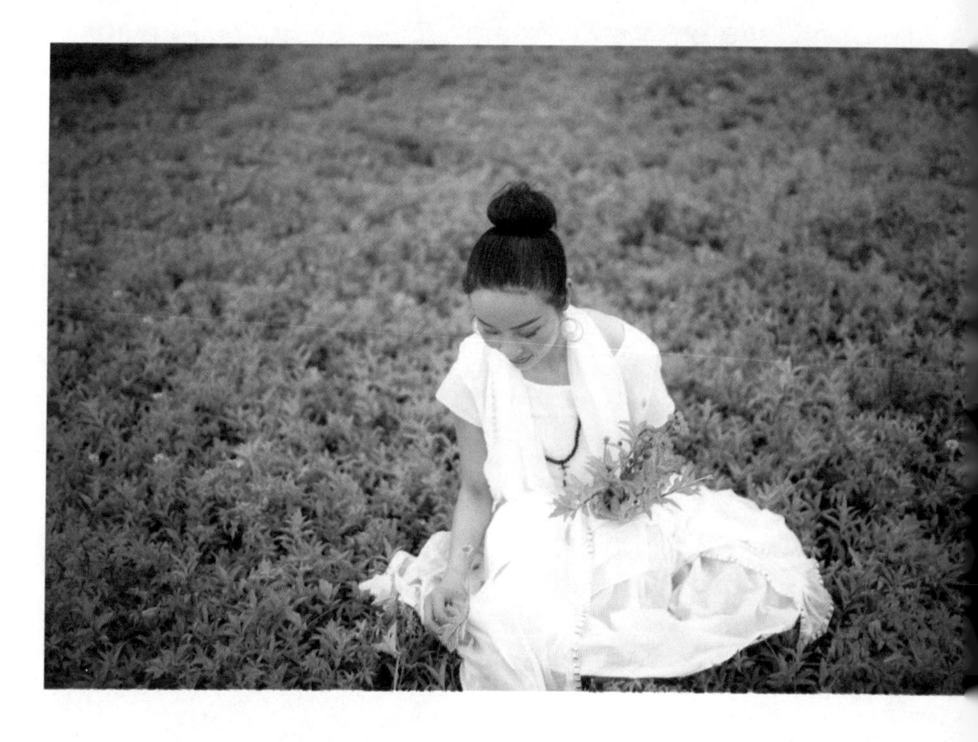

挑战性和动感，特点包括：

强调身体塑造和肌肉锻炼：中国健身瑜伽注重身体的塑造和肌肉力量的增强。通过各种体位法和动作组合，如倒立、平衡、屈伸等，锻炼身体的各个部位，增加肌肉力量和改善体态。

高强度和流动性：中国健身瑜伽的练习通常具有较高的强度和流动性。动作之间过渡流畅，可以提高心率和消耗卡路里，同时增强身体的柔韧性和耐力。

运动与舞蹈元素相结合：中国健身瑜伽常常将运动和舞蹈元素融入其中，使练习更加有趣和富有活力。通过音乐的配合和舞蹈动作的引入，增加了练习的乐趣和动感。

注重身心平衡：尽管强调身体的锻炼，中国健身瑜伽仍然注重身心平衡。练习中的呼吸法和冥想技巧有助于放松身心，提高内在的平静和专注力。

群体性和社交性强：中国健身瑜伽通常在健身房、瑜伽馆等场所进行，与其他瑜伽爱好者一起练习。这种群体性的练习形式可以促进人与人之间的互动和交流，创造积极向上的氛围。

98. 瑜伽行业未来的发展趋势?

瑜伽行业在未来有以下几个发展趋势：

在线瑜伽：随着科技的不断发展，在线瑜伽将成为一个越来越多的选择。通过在线平台，人们可以随时随地参与瑜伽练习，享受灵活的时间安排和丰富的教学资源。

个性化教学：瑜伽行业将越来越注重个性化定制服务。瑜伽老师会根据个人的需求、目标和身体状况，提供量身定制的课程和指导，满足不同人群的需求。

瑜伽与其他健康领域的整合：瑜伽与其他健康领域（如心理健康、营养和整体健康）的整合将得到更多关注。人们开始意识到瑜伽对身体、心理和情绪的益处，将瑜伽与其他健康实践相结合，以提高整体健康水平。

社交瑜伽体验：瑜伽不仅是一种个人修行，也是社交互动的方式。瑜伽工作坊、瑜伽度假村和社交瑜伽活动将越来越受欢迎，为人们提供联系和分享经验的机会。

瑜伽科学研究：对瑜伽的科学研究将继续增加。研究人员将探索瑜伽对身心健康的确切益处，以及瑜伽与其他医疗和康复领域的关联，从而推广瑜伽。

99. 瑜伽在中国的发展形式有哪些？

瑜伽在中国的发展形式，主要有以下几个方面：

传统瑜伽：随着瑜伽热潮的兴起，越来越多的国人开始接触和学习瑜伽。传统瑜伽强调身心平衡、呼吸控制、冥想和内省，通过体位法、呼吸法和冥想等练习来提高身体和精神的健康水平。

健身瑜伽：健身瑜伽是将瑜伽元素融入健身训练的一种形式。它注重身体的力量、耐力和灵活性的锻炼，通过各种体位法和动作组合来塑造身材、增加肌肉力量和改善体态。

瑜伽工作坊和活动：瑜伽工作坊和活动是一种集中学习和实践瑜伽的形式。这些活动通常由经验丰富的瑜伽老师主持，包括特定主题的课程、冥想、音乐瑜伽等。

瑜伽培训和认证：随着瑜伽在中国的发展，越来越多的人选择参加瑜伽老师培训和认证课程。这些课程提供系统的瑜伽教学知识和技能，培养合格的瑜伽教练。

瑜伽社群和线上平台：瑜伽社群和线上平台为瑜伽爱好者提供了交流、学习和分享的平台。人们可以通过参与线下瑜伽活动、加入瑜伽社区、使用瑜伽 App 等方式，与其他瑜伽爱好者互动、分享经验和获取资源。

100. 为什么说瑜伽是一场人生修行?

说瑜伽是一场人生修行主要是因为它超越了单纯的身体锻炼，涵盖了身心的全面发展和提升。瑜伽不仅包括体位法练习，还有呼吸控制、冥想、道德规范等元素。通过这些综合性的实践，瑜伽涵盖了身体、心智和精神层面的锻炼，帮助习练者达到整体的平衡与和谐。瑜伽强调自我觉察和内省，通过关注自己的身体感受、情绪和思维模式，使习练者更加了解自己的内在世界。通过觉察和反思，习练者可以认识到自己的优点和局限性，并逐步修正和提升。

瑜伽的目标之一是培养内在的平静与冷静，通过冥想和专注练习来减轻压力和焦虑，提高情绪稳定性。这有助于培养内心的成熟和平和，能够更好地应对生活中的挑战和变化。瑜伽追求身心统一，通过身体的练习来调整和平衡心智状态。体位法的练习可以帮助习练者培养身心之间的联系，提升身体的柔韧性和力量，同时也改善情绪和心理健康。

瑜伽中包含了道德规范，强调诚实、无私、慈悲和自制等价值观。通过遵守这些道德准则，习练者在修炼瑜伽的过程中不仅提升个人修行，也能促进社会和谐。

通过瑜伽的实践，习练者能够逐渐发现自己的内在潜力、提升意识水平，以及培养内在的平静与和谐，从而实现整体发展和提升。

其实生命就是一场体验，对吗？想要去体验什么，这个就非常重要了。瑜伽也是一个山上的路径。山顶上有什么东西呢？应该是一种状态，一种平和、喜乐的状态。人生是一场体验，瑜伽当中的方法是帮助通往平和、喜乐的工具。瑜伽中体式、冥想等的练习，都相当于不同的工具。拥有这些工具的时候，可以时时刻刻修正自己、清理自己，让自己处在一种平和、喜乐的状态，更好地去生活、体验人生。

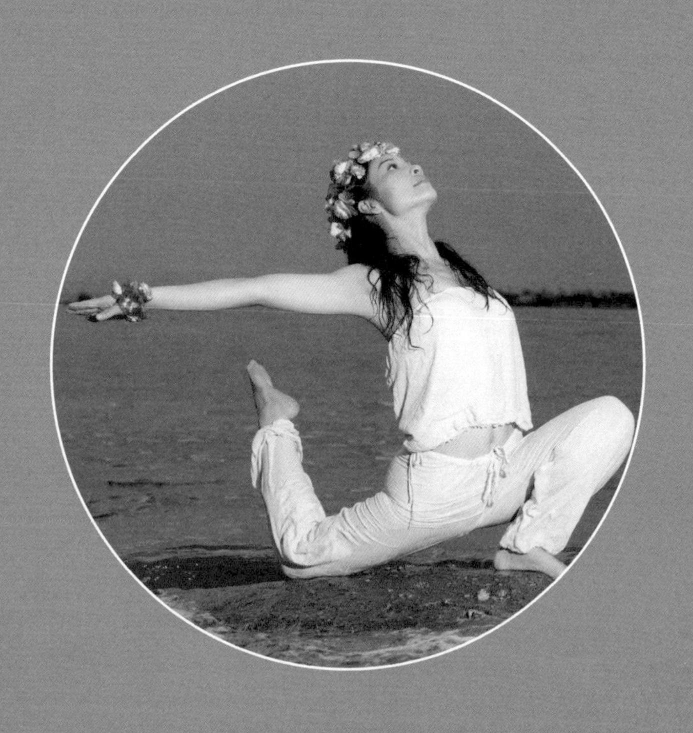

第五辑

中国健身瑜伽大众练习课经典编排套路

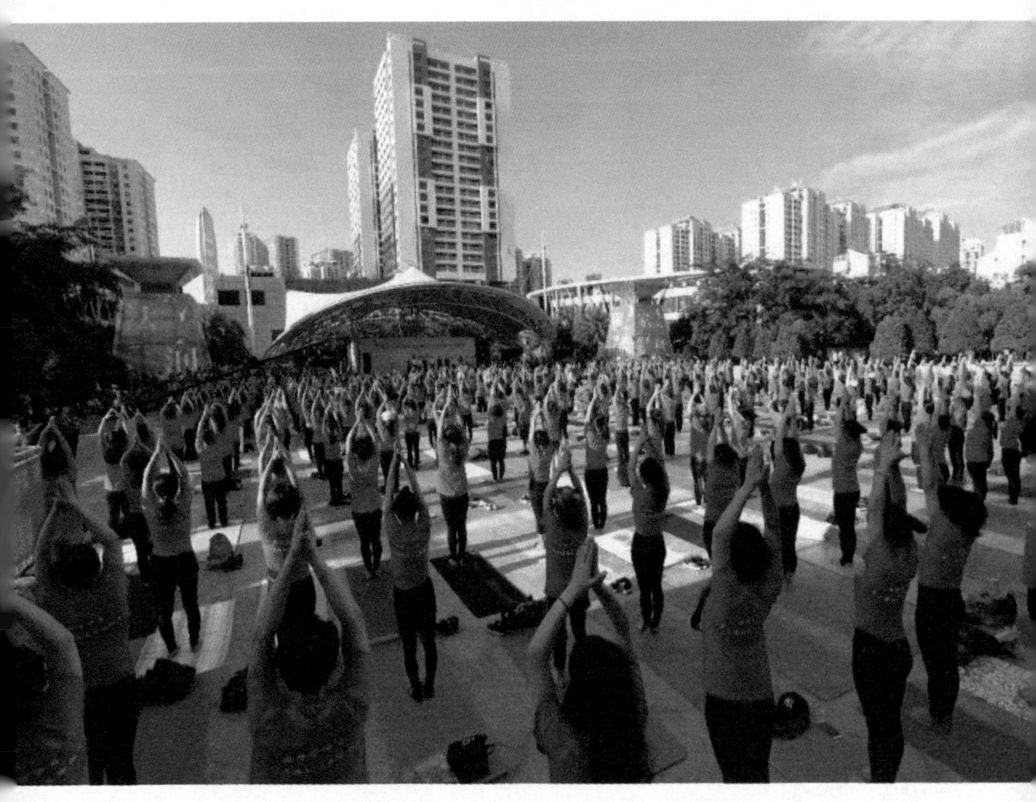

第三届深圳瑜伽节现场（琳子策划举办）

一级体式编排课程（套路一）

（1）简易坐（调息 5 分钟）；

（2）单腿背部伸展（右左）；

（3）双腿背部伸展；

（4）金刚坐；

（5）猫伸展；

（6）骑马（右侧）；

（7）斜板；

（8）骑马（左侧）；

（9）简易蝗虫；

（10）人面狮身；

（11）鱼戏；

（12）大拜；

（13）下犬式；

（14）站立前屈；

（15）幻椅；

（16）祈祷；

（17）风吹树；

（18）摩天；

（19）树式；

（20）展臂；

（21）体前屈；

（22）斜板；

（23）大拜；

（24）山式坐姿；

（25）简易扭脊柱；

（26）锁腿；

（27）桥式；

（28）摇摆；

（29）上伸腿；

（30）仰卧扭脊；

（31）仰卧放松；

（32）放松休息术（8 分钟）。

二级体式编排课程（套路二）

（1）至善坐调息（5 分钟）；

（2）山式坐姿；

（3）扭脊式；

（4）猫伸展；

（5）虎式；

（6）八体投地；

（7）眼镜蛇式；

（8）蝗虫；

（9）蛇伸展；

（10）大拜；

（11）猫式；

（12）蛇伸展；

（13）新月式（右左）；

（14）顶峰；

（15）战士一式 + 战士二式 + 测角伸展（右侧）；

（16）下犬；

（17）战士一式 + 战士二式 + 测角伸展（左侧）；

（18）站立前屈伸展；

（19）增延脊柱伸展式；

（20）祈祷式；

（21）展臂式；

（22）风吹树式；

（23）祈祷式；

（24）树式；

（25）三角伸展（右左）；

（26）半三角扭转（右左）；

（27）曲右膝坐地面到山式坐姿；

（28）半莲花扭脊；

（29）束角；

（30）简易鸽；

（31）扭脊；

（32）反斜板；

（33）半舰；

（34）摇摆；

（35）仰卧扭脊；

（36）放松休息术。

1~2 级编排课程（套路三）

（1）简易坐→山式坐；

（2）猫伸展；

（3）下犬；

（4）骑马（右）；

（5）下犬式；

（6）骑马（左）；

（7）斜板；

（8）八体 / 俯卧过渡；

（9）人面狮身；

（10）鸵鸟→前屈；

（11）幻椅；

（12）摩天；

（13）风吹树（右→左）；

（14）树式；

（15）祈祷式；

（16）上山式；

（17）前屈→鸵鸟；

（18）下犬式；

（19）战士一式；

（20）下犬式；

（21）战士一式；

（22）下犬式；

（23）大拜；

（24）金刚坐→山式；

（25）单腿伸展（右）；

（26）双腿伸展；

（27）简易扭脊；

（28）仰卧；

（29）锁腿（右→左）；

（30）上伸腿；

（31）摇摆；

（32）桥式；

（33）摇摆；

（34）仰卧；

（35）仰卧扭脊；

（36）放松休息术。

1~3 级编排课程（套路四）

（1）至善坐调息；

（2）金刚坐；

（3）虎式（右→左）；

（4）大拜放松；

（5）下犬式；

（6）新月（右）；

（7）下犬式；

（8）新月（左）；

（9）下犬式；

（10）斜板；

（11）俯卧；

（12）弓式式；

（13）下犬；

（14）增延脊柱伸展；

（15）站立前屈伸展；

（16）祈祷放松；

（17）舞蹈式；

（18）鸟王式；

（19）直角扭转式；

（20）战士一式（右）；

（21）站士二式；

（22）三角；

（23）侧角；

（24）下犬式；

（25）重复 20~24（左）；

（26）简易鸽（右）；

（27）顶峰；

（28）简易鸽（左）；

（29）顶峰；

（30）斜板；

（31）大拜；

（32）山式坐姿；

（33）加强扭脊；

（34）圣哲玛里琪一式；

（35）犁式；

（36）肩倒立；

（37）平直式。

脊柱保养（套路五）

（1）站山式；

（2）单臂风吹树式；

（3）双臂风吹树式；

（4）祈祷式；

（5）直角转动式；

（6）战士一式；

（7）战士二式；

（8）重复 5~6（左）；

（9）三角伸展式；

（10）侧角伸展式；

（11）下犬扭转式；

（12）重复 8~9 ；

（13）下犬式；

（14）斜板 + 大拜式；

（15）猫式动态式；

（16）虎式抬腿动态式；

（17）八体投地式；

（18）眼镜蛇式；

（19）蝗虫式；

（20）弓式；

（21）上犬式 + 大拜；

（22）云雀式；

（23）骆驼式；

（24）大拜；

（25）简易扭脊式；

（26）双腿背部伸展式；

（27）摇摆；

（28）桥式；

（29）鱼式；

（30）锁腿；

（31）仰卧扭脊式；

（32）放松休息术。

肩颈瑜伽（套路六）

（1）颈脖前后左右拉伸（热身）；

（2）牛面式；

（3）猫伸展（动态）；

（4）下犬式；

（5）新月式（右左）；

（6）增延脊柱伸展式；

（7）幻椅式；

（8）鸟王式；

（9）单臂风吹树式；

（10）展臂；

（11）站立前屈伸展；

（12）幻椅式；

（13）转面双脚打开 120 厘米；

（14）双角式；

（15）半三角扭转式；

（16）直立；

（17）三角伸展式；

（18）侧角伸展式；

（19）下犬式；

（20）重复 17~19；

（21）斜板式；

（22）大拜式；

（23）简易展背式；

（24）虎式；

（25）大猫式；

（26）蝗虫式；

（27）弓式；

（28）上犬式；

（29）大拜式；

（30）单腿背部伸展式；

（31）反斜板式；

（32）桥式；

（33）犁式；

（34）鱼式；

（35）放松休息术。

女性保健（套路七）

（1）简易坐调息；

（2）双腿背部伸展；

（3）金刚坐；

（4）猫伸展；

（5）虎式；

（6）骑马；

（7）新月；

（8）下犬式；

（9）重复 5~8（反侧练习）；

（10）体前屈；

（11）幻椅；

（12）摩天；

（13）树式；

（14）展臂；

（15）前屈；

（16）斜板；

（17）大拜；

（18）蝗虫；

（19）蛇神展；

（20）眼镜蛇；

（21）大拜；

（22）山式坐姿；

（23）蝴蝶；

（24）半舰；

（25）束角；

（26）坐角；

（27）牛面式；

（28）桥式（桥式流动）；

（29）摇摆；

（30）仰卧扭脊；

（31）仰卧放松。

阴瑜伽——开髋练习（套路八）

（1）简易坐调息；

（2）猫式；

（3）骑马式（右、左）；

（4）大拜；

（5）蝴蝶；

（6）半莲花扭脊；

（7）束角；

（8）坐角；

（9）龟式；

（10）牛面式；

（11）双腿背部伸展；

（12）侧鸽式（右左）；

（13）动物放松功；

（14）英雄卧；

（15）仰卧休息。

核心训练（套路九）

（1）简易坐调息；

（2）山式坐姿→半莲花扭脊；

（3）金刚坐→猫伸展；

（4）八体投地；

（5）简易蝗虫；

（6）蛇伸展式；

（7）弓式；

（8）大拜；

（9）斜板；

（10）新月式；

（11）斜板；

（12）新月式；

（13）斜板；

（14）下犬式；

（15）战士一式；

（16）下犬式；

（17）战士一式；

（18）下犬式；

（19）斜板；

（20）上犬式；

（21）下犬站立前屈伸展；

（22）花环式；

（23）半舰；

（24）船式；

（25）上伸腿；

（26）蹬车式；

（27）桥式；

（28）仰卧扭脊；

（29）挺尸式。

纤体瑜伽（套路十）

（1）简易坐调息；

（2）简易扭脊；

（3）半舰；

（4）金刚坐；

（5）新月式；

（6）大拜；

（7）新月式；

（8）下犬式；

（9）幻椅；

（10）单臂风吹树式；

（11）直角扭转式

（12）摩天式；

（13）鸟王式；

（14）加强侧伸展式；

（15）半月式；

（16）三角扭转式；

（17）侧角扭转；

（18）下犬式；

（19）重复 14~17 ；

（20）圣哲玛里琪一式；

（21）加强扭脊；

（22）船式；

（23）反斜板；

（24）侧板；

（25）鱼式；

（26）摇摆；

（27）蹬车式；

（28）上伸腿式；

（29）仰卧扭脊；

（30）平直式。

健身瑜伽体位标准

体式基础

扫二维码看
体式基础

一、预备一级

（一）山式站姿

（二）礼敬式

（三）健身瑜伽致敬式

二、预备二级

（一）山式坐姿

（二）金刚坐

三、预备三级

（一）仰卧式

（二）婴儿式

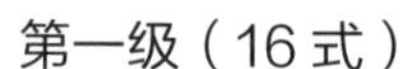

第一级（16 式）

扫二维码看
第一级动作

一、坐姿类

第 1 式　简易坐

二、前屈类

第 2 式　直角式

三、后展类

第 3 式　展臂式

四、侧弯类

第 4 式　单臂风吹树式

第 5 式　风吹树式

五、扭转类

第 6 式　站立腰躯扭转式

六、平衡类

第 7 式　摩天式

七、其他类

第 8 式　鳄鱼式

第 9 式　大拜式

第 10 式　摇摆式

第 11 式　蹬车式

第 12 式　骑马式

第 13 式　斜板式

第 14 式　猫伸展式

第 15 式　上伸腿式

第 16 式　简易蝗虫式

第二级（16 式）

扫二维码看
第二级动作

一、坐姿类

第 1 式　平常坐

二、前屈类

第 2 式　增延脊柱伸展式

三、后展类

第 3 式　人面狮身式

第 4 式　新月式

四、侧弯类

第 5 式　三角伸展式

第 6 式　侧角伸展式

第 7 式　直角转动式

五、扭转类

第 8 式　半三角扭转式

六、倒置类

第 9 式　下犬式

七、平衡类

第 10 式　半舰式

八、其他类

第 11 式　鱼戏式

第 12 式　推磨式

第 13 式　幻椅式

第 14 式　简易鸽式

第 15 式　蝴蝶式

第 16 式　八体投地式

第三级（16 式）

扫二维码看
第三级动作

一、坐姿类

第 1 式　至善坐

二、前屈类

第 2 式　锁腿式

第 3 式　单腿背部伸展式

三、后展类

第 4 式　眼镜蛇式

第 5 式　上犬式

第 6 式　桥式

四、扭转类

第 7 式　扭脊式

第 8 式　仰卧扭脊式

第 9 式　仰卧扭脊二式

五、倒置类

第 10 式　顶峰式

六、平衡类

第 11 式　树式

第 12 式　船式

第 13 式　手枕式

七、其他类

第 14 式　动物放松式

第 15 式　反斜板式

第 16 式　战士二式

第四级（18 式）

扫二维码看
第四级动作

一、坐姿类

第 1 式　半莲花式

二、前屈类

第 2 式　站立前屈伸展式

第 3 式　鸵鸟式

第 4 式　双腿背部伸展式

三、后展类

第 5 式　简易展背式

第 6 式　蛇伸展式

第 7 式　云雀式

第 8 式　单臂支撑后展式

四、扭转类

第 9 式　半莲花扭脊式

第 10 式　眼镜蛇扭转式

五、倒置类

第 11 式　犁式

第 12 式　单腿下犬式

六、平衡类

第 13 式　侧板式

第 14 式　下蹲平衡式

第 15 式　鸟王式

七、其他类

第 16 式　牛面式

第 17 式　叩首式

第 18 式　战士一式

第五级（18 式）

一、坐姿类

第 1 式　英雄坐

第 2 式　武士坐

二、前屈类

第 3 式　花环式

第 4 式　束角式

第 5 式　加强侧伸展式

第 6 式　半莲花前屈式

扫二维码看
第五级动作

三、后展类

第 7 式　蝗虫式

第 8 式　骆驼式

第 9 式　卧英雄式

第 10 式　鱼式

四、扭转类

第 11 式　侧角扭转式

第 12 式　三角扭转式

五、倒置类

第 13 式　肩倒立式

第 14 式　单腿肩倒立式

六、平衡类

第 15 式　战士三式

第 16 式　半月式

第 17 式　坐姿抓趾平衡式

七、其他类

第 18 式　虎式

第六级（18 式）

扫二维码看
第六级动作

一、坐姿类

第 1 式　莲花坐

二、前屈类

第 2 式　莲花坐伸臂式

第 3 式　瑜伽身印式

第 4 式　单腿捆绑前屈式

第 5 式　双角式

第 6 式　坐角式

第 7 式　半莲花背部伸展式

三、后展类

第 8 式　弓式

第 9 式　莲花鱼式

第 10 式　轮式

四、扭转类

第 11 式　加强扭脊式

五、倒置类

第 12 式　莲花肩倒立式

第 13 式　身腿结合式

六、平衡类

第 14 式　站立抓趾平衡式

第 15 式　侧斜板单腿伸展式

第 16 式　趾尖式

第 17 式　秋千式

七、其他类

第 18 式　拉弓式

第七级（24 式）

扫二维码看
第七级动作

一、前屈类

第 1 式　龟式

第 2 式　半莲花捆绑前屈式

第 3 式　闭莲式

第 4 式　站立单腿前屈式

二、后展类

第 5 式　全眼镜蛇式

第 6 式　单手鸽王式

第 7 式　单腿鸽王式

三、侧弯类

第 8 式　侧鸽式

第 9 式　海狗式

第 10 式　扭头触膝式

第 11 式　门闩式

四、倒置类

第 12 式　头肘倒立式

第 13 式　无支撑肩倒立式

五、平衡类

第 14 式　坐姿抓趾平衡二式

第 15 式　鹤禅式

第 16 式　八曲式

第 17 式　舞蹈式

第 18 式　独身者式

第 19 式　站立锁腿式

第 20 式　单手蛇式

第 21 式　双臂支撑式

第 22 式　反半月式

六、其他类

第 23 式　蛙式

第 24 式　神猴式

第八级（24 式）

一、前屈类

扫二维码看
第八级动作

第 1 式　站立龟式

第 2 式　坐姿单腿绕头式

第 3 式　双腿绕头合十式

二、后展类

第 4 式　单腿轮式

第 5 式　蛙式二式

第 6 式　双手鸽王式

第 7 式　双手鸽王二式

三、扭转类

第 8 式　套索式

第 9 式　双角扭转式

第 10 式　扭转倒立式

第 11 式　莲花头倒立扭转式

四、倒置类

第 12 式　头手倒立式

第 23 式　舞王式

第 24 式　起飞式

五、平衡类

第 13 式　蝎子式

第 14 式　公鸡式

第 15 式　侧乌鸦式

第 16 式　单腿起飞式

第 17 式　双手蛇式

第 18 式　单腿站立平衡式

第 19 式　侧手抓脚式

第 20 式　孔雀式

第 21 式　莲花孔雀式

第 22 式　半莲花抓趾侧板式

第九级（24 式）

扫二维码看
第九级动作

一、前屈类

第 1 式　卧龟式

二、后展类

第 2 式　满弓式

第 3 式　束轮式

第 4 式　双腿内收直棍式

第 5 式　单腿束轮式

第 6 式　全骆驼式

第 7 式　飞轮式

第 8 式　单腿飞轮式

三、倒置类

第 9 式　手倒立式

第 10 式　孔雀起舞式

第 11 式　脸颊敬畏式

第 12 式　反蝗虫式

第 13 式　反蝗虫二式

四、平衡类

第 14 式　单腿绕头支撑式

第 15 式　单腿绕头侧板式

第 16 式　站立单腿绕头式

第 17 式　单腿起重机式

第 18 式　瑜伽拐杖式

第 19 式　蝎子二式

第 20 式　侧起重机式

第 21 式　上公鸡式

第 22 式　侧公鸡式

第 23 式　起飞二式

第 24 式　单臂支撑孔雀式

附录

瑜伽诗文选

瑜伽之歌

你是高山流水，

我是日月绵长。

你是空中明月，

清辉洒在我的身上。

舒展身体，向着自由和美丽；

宁静呼吸，唤醒灵能和健康。

你是大海碧波，

我在尽情徜徉。

你是蓝天飞雁，

秋实给我温柔的力量。

爱上瑜伽，生活将不再寂寞，

携手伴侣，心灵会自由飞翔。

啊！让心胸变成大海，

让思绪随波逐浪。

啊！让时光渗出甘露，

让身心喜悦吉祥。

瑜伽之恋

第一乐章　瑜伽之源

你从远古走来，

穿越了 5000 个年轮；

一个老人却充满了朝气与青春。

你从遥远的地方走来，

带着深谷柔情与绝壁的坚韧。

风尘仆仆却雪肌冰骨，

千年穿越却不留岁月之痕。

你从远域走来，

带着丝路的风霜和雨露，

飘柔而年轻的身姿不禁让人们发问，

你是神仙还是绝世高人？

你是谁？

在锈迹斑驳的像章上，你做着蝴蝶式的飞翔，

学者们千百次地把你辨认：

你造就了瑜伽王国里的大师。

他们是帕坦伽利、辨喜、斯瓦特玛拉摩，

还有克里希那玛查亚、乔伊斯、艾扬格，

他们带着瑜伽走出瑜伽诞生的地方，打开了那扇大门！

你是一道光，

给自然表象赋予了灵魂。

你写下了开篇巨著《瑜伽经》，

成就了瑜伽知识体系。

你是人类的智慧之光，

把思想心意熔炼！

瑜伽呀瑜伽，

你造就了吠檀多文化，

把传统哈达进行了哲学式的革新。

你记述的经典《薄伽梵歌》，

让吠檀多传统成为文化。

4000 年后，

你孕育出《哈他瑜伽之光》这样的不朽之作，

用实践和探索把通幽的曲径告诉人们，

如何脱离痛苦与悲伤。

让形而上学演化成习练健康的秒秒分分……

从远古逶迤而来的瑜伽之水，

给干涸的心田送来涓涓甘霖！

第二乐章　瑜伽之海

瑜伽，你似海洋般的博大；

瑜伽，你如高山般的雄沉。

你的追随者从古走到今。

说你是高山，

因为你有望不到头的茂密森林。

你是知识的海洋、智慧的丛林，

你更是实践的土壤、探索的水滨。

行动瑜伽、信仰瑜伽、智慧瑜伽和胜王瑜伽，

说明你的创作丰厚、著作等身！

瑜伽天空星汉灿烂。

到了近现代时期，

瑜伽之水浩渺而雄浑。

百家争鸣、群星璀璨、流派纷纷。

艾扬格、阿斯汤加、流瑜伽、曼陀罗，

高山流水觅知音！

于是乎，

哈他瑜伽引导我们，

从“通过身体”到“为了身体”。

化繁为简、天人合一。

注重体位，注重调息，人身难得，健康至上，

让身体成为探索实践瑜伽的广阔天地。

此时的瑜伽开始蜕变，

肌肉、骨骼、消化、神经与呼吸，

完整的生命健康观念，

遵循着习练的逻辑。

努力努力，

向着面容发光、声音清晰；

努力努力，

向着眼清目明、细长身体。

攀登上身心喜悦、觉醒的高地！

第三乐章　瑜伽之恋

瑜伽是大海，

我们在海洋中徜徉。

我们是鱼我们是水，

我们是鱼水之间的纽带与桥梁。

瑜伽，我生活的不离不弃，

瑜伽，我心灵的温柔翅膀。

不爱你，必须忍受寂寞的煎熬，

爱上你，尽情享受自由的飞翔。

心灵的自由、快乐的健康，

谁能得到和拥有？

放松身体，调整呼吸，

闭上眼睛，打开双肩。

让心胸变成大海，让记忆变成蓝天。

忘却过往的纠结与痛苦，

把心潮平伏在潋滟的水面；

一叶扁舟，一任摇荡，

在黄昏的水云中沉思静卧，

在清晨的霞光里飘飘起舞……

我是瑜伽哲学的使者，

自觉把瑜伽的使命担当。

我是瑜伽人，

我独立自主、品格高尚；

我是瑜伽人，

我宽容大度，心情开朗；

我勤敏好学，注重修养；

我诚实可靠，尊敬师长。

瑜伽人用爱带来勇气，

瑜伽人用谦卑激发能量。

我宁静、我快乐、我健康，

因为，瑜伽与我同在，

瑜伽在我心上。

瑜伽是我的身体、我的精神，

是我绵绵不断、赓续不绝的无穷力量！